MARIA-LUISE PREAN-BRUNI

Hast du dich schon entschieden,
wo du die Ewigkeit verbringen wirst?

MARIA-LUISE PREAN-BRUNI

Hast du dich schon entschieden, wo du die *Ewigkeit* verbringen wirst?

Grace today
VERLAG

Die Deutsche Nationalbibliothek verzeichnet diese Publikation in der Deutschen Nationalbibliografie; detaillierte bibliografische Daten sind im Internet über http://dnb.dnb.de abrufbar.

Dieses Buch ist unter Mitarbeit von Heike Urban entstanden.

Lektorat: Gabriele Kohlmann
Umschlaggestaltung: spoon design, Olaf Johannson
Umschlagfoto: shutterstock.com
Autorenfoto: Rahel Täubert
Abbildungen: unsplash.com (12 erin-east, 24 esteban-amaro, 26 yapo-zhou, 30 boston-public-library, 34 isaac-mehegan, 36 paul-bulai, 40 mehdi-sepehri, 46 taylor-leopold, 55 vladimir-anikeev, 62 evie-s, 88 pavel-voinov, 91 mads-schmidt-rasmussen, 93 glen-carrie); shutterstock.com (6 Olesya Myzzz, 23 Oystein Litleskare, 38 Ander B, 42 PhilipYb Studio, 58 FooTToo, 72 Svetlana Lukienko, 86 SvedOliver, 92 CK Foto)
Satz: Grace today Verlag
Druck: CPI Clausen & Bosse GmbH, Birkstr. 10, 25917 Leck
Printed in Germany

1. Auflage 2025

Paperback: ISBN 978-3-95933- 407-5, Bestellnummer 372407
E-Book: ISBN 978-3-95933-408-2, Bestellnummer 372408

www.gracetoday.de

Inhalt

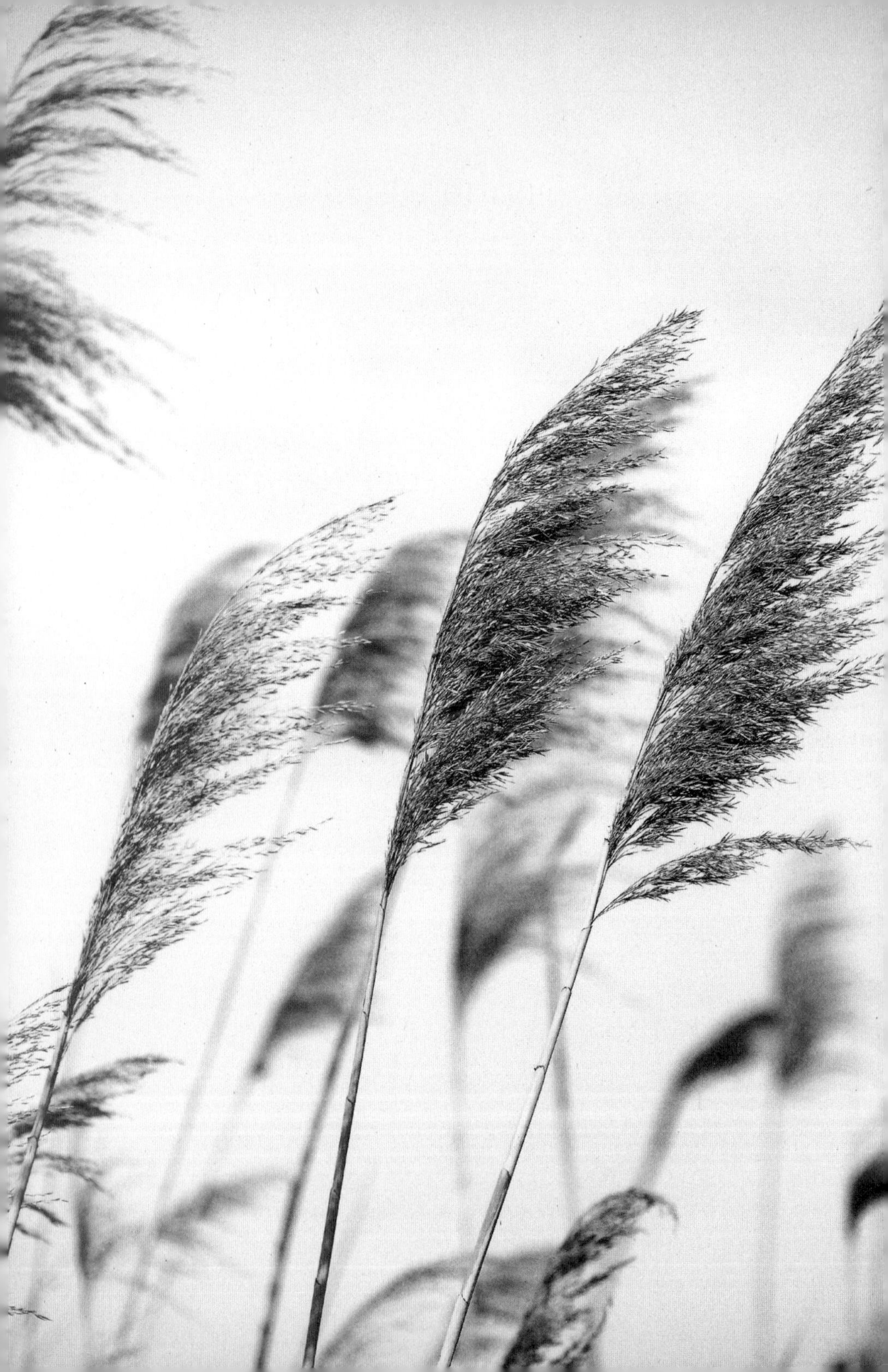

Einleitung

Es gibt eine Geschichte aus früherer Zeit über einen König, der sich nach damaliger Sitte einen Hofnarren hielt. Solche Narren hatten das Recht, den Königen und Fürsten die Wahrheit zu sagen, auch wenn diese bitter war. War sie zu bitter, dann hieß es einfach: »Er ist eben ein Narr!«

Der größte Narr

Eines Tages schenkte der König dem Narren einen silbernen Narrenstab mit goldenen Glöckchen daran und sagte: »Du bist wirklich der größte Narr, den es gibt. Dafür bekommst du diesen wertvollen Stab als Auszeichnung für dein Können und als Zeichen meiner Wertschätzung. Du darfst diesen Stab niemals verkaufen und auch nicht verschenken. Doch solltest du irgendwann einmal einem Menschen begegnen, der noch närrischer ist als du, dann überreiche ihm diesen silbernen Stab!«

Jahrelang trug der Narr diesen Stab mit sich herum. Doch eines Tages kam ihm zu Ohren, dass der König im Sterben liege. Daraufhin hüpfte der Narr in das Krankenzimmer und sagte: »König, ich höre, du willst eine große Reise antreten.« »Ich will nicht«, erwiderte der König, »ich muss!« »Oh, du musst?! Gibt es also doch eine Macht, die noch über den Großen dieser Erde steht. Nun wohl! Du wirst doch aber sicher bald zurückkehren?«

»Nein!«, schluchzte der König. »Von dem Land, in das ich reise, gibt es keine Wiederkehr.« »Nun, nun«, meinte der Narr begütigend, »gewiss hast du die Reise seit Langem vorbereitet. Du hast sicherlich dafür gesorgt, dass du in dem Land, von dem man nicht wiederkehrt, königlich aufgenommen wirst.«

Traurig schüttelte der König den Kopf: »Das habe ich versäumt. Ich hatte nie Zeit, diese Reise vorzubereiten.« »Oh, dann hast du sicher nicht gewusst, dass du diese Reise einmal antreten müsstest.« »Gewusst habe ich es schon. Doch wie gesagt, ich hatte keine Zeit, mich um die richtige Vorbereitung zu kümmern.«

Da legte der Narr leise seinen Stab auf das Bett des Königs und sagte: »Du hast mir befohlen, diesen Stab an denjenigen weiterzugeben, der noch närrischer ist als ich. König, nimm den Stab! Du hast gewusst, dass du in die Ewigkeit gehen musst und dass man von dort nicht zurückkehrt. Und doch hast du nicht dafür gesorgt, dass dir die ewigen Türen geöffnet werden. König, *du* bist der größte Narr!«

Autor unbekannt

Vorwort

Himmel oder Hölle – wohin gehst du?

Viele Menschen scherzen darüber oder glauben sogar tatsächlich, dass die Hölle der fröhlichere Ort sei, um dort die Ewigkeit zu verbringen. Sie reden von einer endlos dauernden Party und davon, wie langweilig es dagegen doch im Himmel sein muss. Dabei scheinen sie sich gar nicht darüber im Klaren zu sein, welch radikale Auswirkungen solche Vorstellungen haben. Andere lehnen aus Prinzip den Glauben an Gott ab; sie verdrängen den Gedanken an den Tod so lang und weit, wie sie nur können, und hoffen bestenfalls, dass danach einfach alles zu Ende sei. Dann wiederum gibt es Millionen von Menschen überall auf der Welt, die ein hingegebenes Leben als Zugehörige einer Religion oder spirituellen Bewegung leben und absolut keine Ahnung haben, dass auch sie auf dem direkten Weg in die Hölle sind.

Als sich vor vielen Jahren die Botschaft von Jesus aus Johannes 14,6 nicht nur tief in meinem Verstand, sondern auch tief in meinem Herzen verankerte, machte mich das schlagartig zur leidenschaftlichen Missionarin. Der Gedanke, dass Milliarden von Menschen – jeder einzelne von ihnen ein einmaliges, geliebtes Geschöpf Gottes – in der Hölle enden werden, bricht mir immer wieder schier das Herz. Jesus ist in dem Punkt jedoch ganz klar und eindeutig: Es führt nichts daran vorbei!

Lies selbst: »Ich bin der Weg, die Wahrheit und das Leben. Niemand kommt zum Vater außer durch mich« (Joh 14,6).

Und: »Ich bin das Licht der Welt. Wer mir nachfolgt, braucht nicht im Dunkeln umherzuirren, denn er wird das Licht haben, das zum Leben führt« (Joh 8,12).

Im Umkehrschluss bedeutet das: Wer sich den Himmel entgehen lässt, dem ist die Hölle garantiert.

Bist du dir im Klaren darüber, wie kurz bemessen unsere Lebenszeit hier auf dieser Erde ist? Jeder von uns muss sterben, jeder von uns hat die Ewigkeit vor sich. Und wo wir diese verbringen, das ist die wichtigste Frage unseres Lebens – und beantworten müssen wir sie uns hier. Dieses irdische Leben ist nur ein Wimpernschlag im Fluss der Zeit, wohingegen die Ewigkeit auf immer und ewig genau das ist: ewig!

Hast du dir schon Gedanken darüber gemacht, was nach dem Tod passiert? Weißt du, wo und mit wem du die Ewigkeit verbringen wirst? In Matthäus 25,46 heißt es: »Und sie werden der ewigen Verdammnis übergeben werden, den Gerechten aber wird das ewige Leben geschenkt.« Wer sind die Gerechten? Die englische Übersetzung ist da eindeutiger: »But the *godly people* will go and enjoy eternal life« (ERV) – das Volk Gottes also sind die Gerechten, die sich des ewigen Lebens im Himmel erfreuen werden.

Gehörst du zum Volk Gottes? Bist du dir sicher? Hast du entschieden, wer das Sagen in deinem Leben hat? Oder macht es dir nichts aus, »der ewigen Verdammnis übergeben« zu werden?

Bist du sicher, dass du auf dem richtigen Weg, auf dem Weg in die ewige Herrlichkeit bist? Hast du Jesus Christus angenommen?

Es ist deine Entscheidung. Du musst sie fällen, und du musst dir über die Tragweite dieser Entscheidung bewusst sein. Niemand kann und wird sie dir abnehmen. Gott will nicht, dass auch nur eines seiner Geschöpfe verloren geht. Er liebt uns so sehr, dass er uns alle bei sich haben will. Gott wird jedoch niemanden zwingen, er lässt jedem Menschen den freien Willen. Und so liegt die Entscheidung allein bei dir. Ich möchte, dass du gut informiert bist, damit du sie klar und bewusst treffen kannst.

Erscheint dir diese Nachricht zu radikal und extrem? Gerade dann solltest du unbedingt weiterlesen. Und falls du zu jenen gehörst, die bereits mit Sicherheit und voller Freude wissen, wo und mit wem sie die Ewigkeit verbringen werden, dann kann dir dieses Büchlein vielleicht dabei helfen, deinen lieben Mitmenschen diese dringliche Nachricht ans Herz zu legen.

Ich bete, dass der Heilige Geist dir beim Lesen tiefe Einsichten und neue Offenbarungen schenken wird – und dass wir uns spätestens in der Ewigkeit wiedersehen.

Schalom Schalom!
Deine Maria Prean

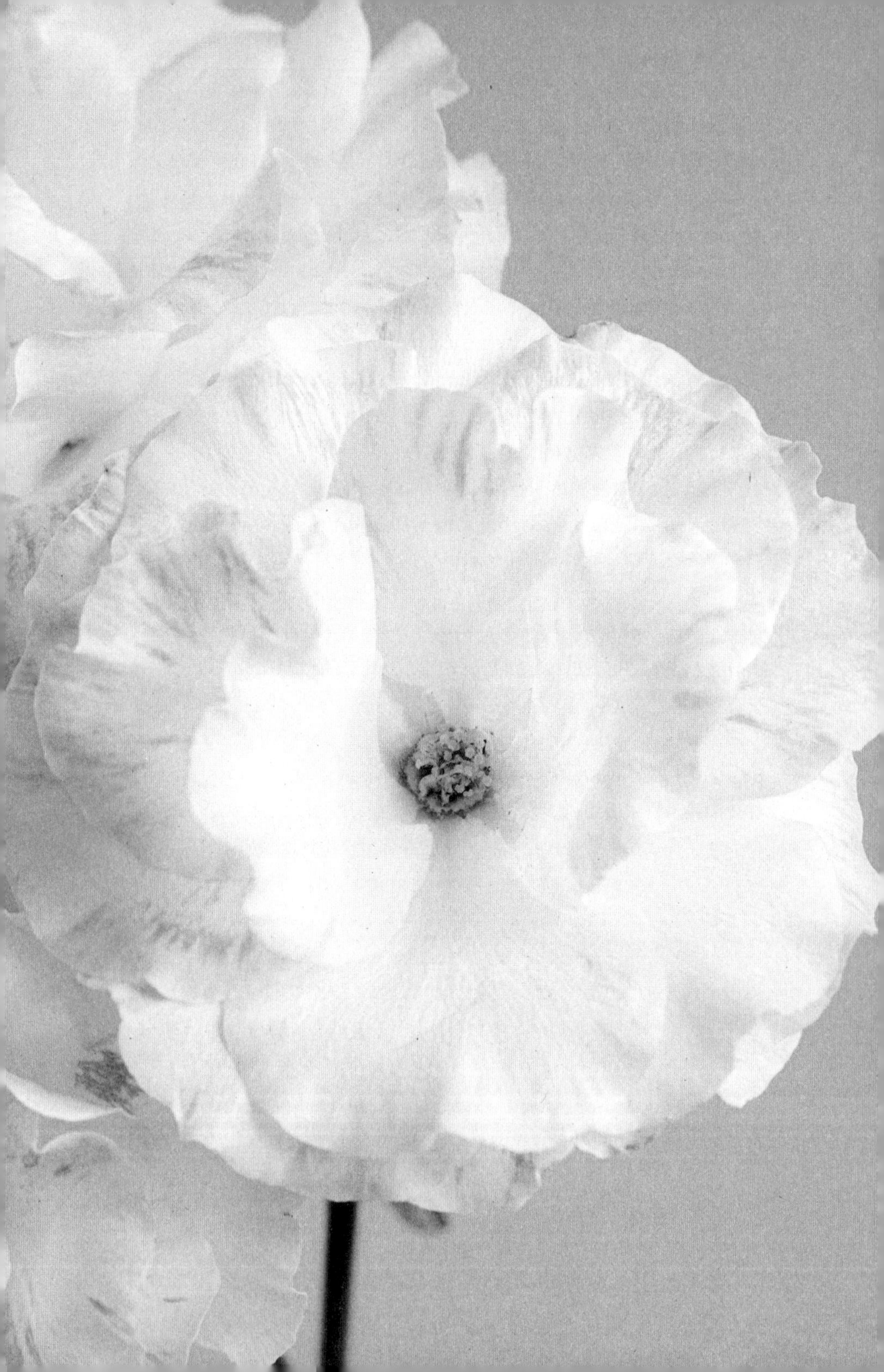

1

Du musst selbst entscheiden

Elisabeth Pfennig

Wir wollen ja immer gern alles Gott überlassen, doch diese Entscheidung müssen wir selbst treffen.

Eigentlich alle Entscheidungen. Unser ganzes Leben ist ein Produkt unserer Entscheidungen. Diese Veranlagung, alle Verantwortung – und auch die Schuld – an jemand anderen weiterzureichen, war schon bei Adam und Eva vorhanden. Sie ist eine Folge der Ursünde. Selbst trifft man die Entscheidung und macht dann andere für die Ergebnisse verantwortlich.

Die Hoffnung eines jeden Menschen ist doch die, nicht zugrunde zu gehen, sondern zu leben. Jesus macht in Johannes 5,24 deutlich, dass es um das EWIGE Leben geht. Es gibt zum einen den ewigen Tod, der ein Getrenntsein von Gott mit sich bringt, zum anderen aber auch dieses ewige Leben. JESUS ist der WEG, die WAHRHEIT und das LEBEN. Ihm ist alle Macht gegeben, er hat die Schlüssel des Todes und der Hölle. Niemand kommt zum Vater denn durch ihn. ER LEBT, wir haben eine lebendige Hoffnung. Unser ganzes Vertrauen haben wir auf »eine Karte« gesetzt – JESUS! Ich weiß nicht, warum nur so wenige Menschen Gott vertrauen, an ihn glauben und auf ihn hoffen, ihn achten und ihm Lob und Dank entgegenbringen. Ich weiß, dass es letztendlich alles Gnade ist – und dies lässt mich barmherzig auf meine Mitmenschen schauen, voller Mitgefühl und Liebe. Mein Gebet ist ein Schrei nach Erweckung, nach der Errettung von Menschen. Noch ist die Zeit der Gnade, noch lässt Gott sich finden. Es geht um die Ewigkeit – es geht um Leben und Tod!

> *Gib mir Halt, wie du es versprochen hast, damit ich lebe!*
> *Lass nicht zu, dass meine Hoffnung vergeblich ist.*
> *— Psalm 119,116*

> *Jesus spricht: »Ich versichere euch: Wer meine Botschaft hört und an Gott glaubt, der mich gesandt hat, der hat das ewige Leben. Er wird nicht für seine Sünden verurteilt werden, sondern ist bereits den Schritt vom Tod ins Leben gegangen.«*
> *— Johannes 5,24*

2

Eine dringliche Botschaft

Dies ist eine Botschaft von höchster Dringlichkeit, weil sie sich mit der wichtigsten Entscheidung befasst, die jeder Mensch im Leben treffen muss: *Wo werde ich die Ewigkeit verbringen?* Viele Menschen schieben diesen Gedanken lieber beiseite, weil sie nicht über den Tod nachdenken wollen. Es ist jedoch entscheidend zu erkennen, dass es in unserer eigenen Verantwortung liegt, welchen Weg wir wählen. **Es gibt nur zwei Möglichkeiten: ewige Verdammnis oder ewige Herrlichkeit.**

Schlimm ist nur, dass ein Großteil der Menschen nicht richtig informiert ist. Wie oft kommt es vor, dass ich jemanden frage: »Weißt du, wo du die Ewigkeit verbringen wirst?« Und als Antwort erhalte ich dann: »Nein, darüber habe ich noch nie nachgedacht!« Und sehr viele dieser Menschen wissen noch nicht einmal, dass sie auf dem Weg in die Hölle sind!

Mein Herzenswunsch ist es, dass von diesen Menschen so viele wie möglich gerettet werden. Denn ewig bedeutet wirklich für immer und ewig! Allein, wenn ich mir vorstelle, wie viele Milliarden hingegebener Menschen ihr Leben in bestem Glauben führen, ohne zu wissen, dass sie dennoch auf dem Weg in die Hölle sind. Es bricht mir das Herz! Denn keine Religion wird dich in den Himmel bringen, sondern nur Jesus Christus allein kann das. Du musst einfach wissen, dass nur *er* dich vor der ewigen Verdammnis retten kann!

Ewige Verdammnis verdienen wir alle, dazu brauchen wir gar nichts zu tun. Sie ist die Konsequenz unserer gefallenen Natur. Wir alle werden schon mit Sünde geboren, und aus eigener Kraft können wir uns nicht vor Gott gerecht machen. Die Bibel ist da ganz klar: Niemand kann so vollkommen sein, dass er aus eigener Leistung vor Gottes Heiligkeit bestehen könnte.

Jesus erklärt das beispielsweise in Matthäus 5,22: »Schon der, der nur zornig auf jemanden ist, wird verurteilt! Wer zu seinem Freund sagt: ›Du Dummkopf!‹, den erwartet das Gericht. Und wer jemanden verflucht, dem droht das Feuer der Hölle.«

Weiter sagt Jesus: »Ich sage euch aber, dass die Menschen von jedem unnützen Wort, das sie reden werden, Rechenschaft geben müssen am Tag des Gerichts; denn aus deinen Worten wirst du gerechtfertigt werden, und aus deinen Worten wirst du verdammt werden« (Mt 12,36–37).

Das kann keiner von uns Menschen von sich aus schaffen! Stell dir das nur mal vor! Es geht gar nicht darum, dass du vielleicht »lange nicht so schlimm« bist wie andere oder dass du »ein guter Mensch bist, der viel Gutes getan hat«. Keine einzige Person, wirklich niemand, ist so heilig, dass er oder sie vor dem Angesicht Gottes bestehen könnte!

Jesus Christus bietet uns jedoch Hoffnung und zugleich absolute Klarheit. Er sagt: »Ich bin der Weg, die Wahrheit und das Leben. Niemand kommt zum Vater außer durch mich« (Joh 4,6).

Durch seinen Tod am Kreuz hat er die Strafe für unsere gesamte Schuld auf sich genommen und uns den Weg zu Gott eröffnet. Er selbst ist die Tür zum Vater, durch ihn – und nur durch ihn! – können wir mit Gott in Beziehung treten. »All denen aber, die ihn aufnahmen und an seinen Namen glaubten, gab er das Recht,

Gottes Kinder zu werden« (Joh 1,12). Dies ist ein Geschenk! Du musst es nur annehmen und daran glauben, dass Jesus am Kreuz für dich gestorben ist. Für dich! (Und wärst du die einzige Person auf Erden, dann hätte er es auch nur für dich getan.)

Warum fällt es so vielen Menschen schwer, diese Botschaft anzunehmen? Einer der Hauptgründe ist Stolz. Viele meinen, sie könnten aus eigener Kraft bestehen, sie seien überhaupt nicht auf Gott angewiesen, oder sie lehnen den Glauben an Gott grundsätzlich ab. Doch dieser Stolz ist eine Illusion! Es braucht Demut, um zu erkennen, dass man aus eigener Kraft nicht ist, nicht hat und nicht kann, was nötig wäre, um vor Gott zu bestehen. **Diese Demut bedeutet nicht, sich selbst klein zu machen, sondern Gott groß zu machen!** Sie bedeutet, anzuerkennen, dass wir ohne Gott verloren sind.

Andere wiederum haben einen solchen Groll auf Gott, dass sie deshalb den Glauben ablehnen.

Genauso kann auch falsche Demut ein Hindernis sein. Manche Menschen lehnen die Gnade Gottes ab, weil sie denken, es sei egoistisch, das Geschenk der Rettung anzunehmen. Doch das Gegenteil ist der Fall: Es ist ein Akt der Liebe und der Ehrfurcht vor Gott, Jesu Opfer anzunehmen und ihm zu vertrauen.

In Sprüche 22,4 heißt es: »Demut und Ehrfurcht vor dem HERRN führen zu Reichtum, Ehre und Leben.« Das Gegenteil von Demut ist Stolz, das Gegenteil von Gottesfurcht ist Menschenfurcht bzw. Unabhängigkeit von Gott. Die Bibel ist auch hier ganz deutlich: »Gott stellt sich dem Stolzen entgegen« (Jak 4,6 ELB). Und verflucht ist der Mensch, der auf Menschen vertraut: »So spricht der HERR: Verflucht sei, wer sich von mir abwendet und sich nur noch auf Menschen oder seine eigene Kraft verlässt« (Jer 17,5). *Verflucht!*

Lies hierzu unbedingt auch 5. Mose 28. Dieses Bibelkapitel wird dir helfen zu verstehen, warum diese Entscheidung bereits für unser diesseitiges Leben so wichtig ist. Ganz besonders wichtig ist sie aber in Bezug auf die Ewigkeit – das sollten wir nie vergessen.

Warum also ist es so wichtig, diese Entscheidung selbst und ganz bewusst zu treffen?

Die Bibel zeigt deutlich, dass die Entscheidung für oder gegen Jesus in diesem Leben getroffen werden muss. Nach dem Tod gibt es kein Zurück mehr. Wer Jesus nicht als Retter angenommen hat, wird ewig von Gott getrennt sein! Die katholische Vorstellung eines Fegefeuers, eines Zwischenzustands der Reinigung, ist nicht biblisch. Jesus selbst sagt unmissverständlich: »Ich bin der Weg, die Wahrheit und das Leben. *Niemand* kommt zum Vater außer durch mich« (Joh 14,6).

Diese Welt ist der Ort, an dem wir uns entscheiden müssen. Hier werden wir mit der Realität unserer Sünde und unserer Verantwortung konfrontiert. Gott bietet uns die Wahl: **Leben oder Tod, Segen oder Fluch.** »Heute stelle ich euch vor die Wahl zwischen Leben und Tod, zwischen Segen und Fluch. Der Himmel und die Erde sind meine Zeugen. Wählt doch das Leben!« (5Mo 30,19).

Gott möchte, dass niemand verloren geht! Er gibt jedem die Freiheit, zu wählen, und zeigt uns zugleich den Weg zum Leben. Seine Liebe wird in der Bibel immer wieder deutlich: »Denn so sehr hat Gott die Welt geliebt, dass er seinen eingeborenen Sohn gab, damit jeder, der an ihn glaubt, nicht verloren geht, sondern ewiges Leben hat« (Joh 3,16). Gott opferte seinen eigenen Sohn, damit wir gerettet werden könnten! Das muss man sich mal deutlich vor Augen halten! Wenn ich mir vorstelle, dass ich eines meiner Kinder hergeben sollte …! – **So sehr hat Gott die Welt geliebt!!!**

»Glaube an den Herrn Jesus, und du wirst gerettet werden, du und dein Haus« (Apg 16,31). Dies zeigt auch, dass der Glaube nicht nur persönlich ist, sondern auch Einfluss auf die Familie haben kann.

Meinen Papa habe ich einmal gefragt: »Sag mal, bist du eigentlich Christ?« Da sagt er zu mir: »Was ist das für eine Frage?! Ich bin doch Österreicher!« Auch viele Deutsche sind der Meinung, dass sie quasi per Geburtsrecht Christen seien und damit alles gut sei. Diese Falschannahme führt direkt in die Hölle, denn Religion hat nichts mit echtem Glauben zu tun und genauso wenig mit Errettung.

Deshalb bete ich immer dafür, dass meine gesamte Familie gerettet werde. Sie stehen bei mir alle auf einem Zettel aufgelistet, die gesamte Familie bis zum dritten Verwandtschaftsgrad. Nachdem ich sie aufgeschrieben hatte, sagte ich: »Herr, jetzt stell ich mich auf dein Wort, das besagt, dass sie alle gerettet würden. Weil sie alle zu meiner Familie gehören und ich an dich glaube!« Und sofort hatte ich Frieden; und bis heute ist es so, dass alle zum Herrn Jesus gekommen sind, bevor sie starben.

Gott, der allwissend ist, weiß schon im Vorhinein, wie wir uns entscheiden werden. Er wünscht sich jedoch, dass jeder die Möglichkeit hat, diese Entscheidung selbst und aus freiem Willen zu treffen. Er will nicht, dass auch nur einer verloren geht!

Für mich ist es solch eine Offenbarung, dass schon bei der Empfängnis, wenn Sperma und Eizelle zusammentreffen, eine Lichtexplosion im Mutterleib stattfindet. Jeder von uns ist berufen, ein Licht in dieser Welt zu sein, einmalig und ganz besonders. Über jeden von uns denkt Gott fast 2000 Gedanken der Liebe, Güte und Fürsorge pro Sekunde. Stell dir das einmal vor! Möchtest du so leben, als gäbe es ihn nicht, mit der Folge, dass du in alle Ewigkeit getrennt von ihm in der Hölle sein wirst?

Diese Botschaft ist von größter Dringlichkeit. Die Entscheidung für Jesus Christus ist keine einmalige Handlung, sondern der Beginn einer fortdauernden, lebendigen Beziehung mit Gott. Sie ist der Schritt in ein Leben, das von Hoffnung, Liebe und Glauben geprägt ist. Wer diese Entscheidung trifft, wird nicht nur ewiges Leben haben, sondern schon in diesem Leben Frieden und Freude erfahren und vor allem die Antwort auf die Frage nach dem Sinn des Lebens finden.

Jesus Christus hat alles getan, um uns den Weg zu Gott zu öffnen. Es liegt nun an dir, dieses Geschenk anzunehmen. **Wähle das Leben!**

3

Andachten

Claus Winkelmann

Ich lasse hier einige Andachten von meinem guten Freund Pastor Claus Winkelmann folgen, dem es, wie ich finde, besonders gut und anschaulich gelungen ist, die Brisanz dieser Entscheidung zwischen Himmel oder Hölle in Worte zu fassen.

Einfach umblättern?

In einer kleinen Stadt wurden Bibelstunden abgehalten. Thema war die Errettung durch den Glauben an Jesus Christus.

Zwei Frauen unterhielten sich kurz darauf über das Gehörte. Eine von ihnen, eine gläubige Christin, ermutigte die andere, Jesus Christus als ihren Retter und Herrn anzunehmen. »Ja«, sagte daraufhin die Angesprochene, »ich habe eingesehen, dass ich eine Seite in meinem Lebensbuch umblättern und neu beginnen muss.«

»Bist du dir aber auch sicher, dass du nicht bereits am Ende deines Buches angekommen bist?«, fragte ihre gläubige Bekannte. Schweigen auf der anderen Seite – daran hatte diese Frau gar nicht gedacht! Auch für jeden von uns gilt: Über die Zukunft verfügen wir nicht. Deshalb wäre es Torheit, Entscheidungen, die die Ewigkeit betreffen, auf später zu verschieben.

Wir wissen ja gar nicht, ob wir noch Zeit und Gelegenheit finden, unsere guten Absichten zu verwirklichen. Und selbst wenn wir das Blatt unseres Lebens einfach umblättern könnten, mit dem aufrichtigen Bemühen, es in Zukunft besser zu machen, wären doch auf jeder vorangehenden Seite noch immer die Sünden der Vergangenheit verzeichnet.

Nein, einfach eine Seite umzublättern, genügt nicht. Zuerst muss die Vergangenheit geordnet, müssen unsere Sünden vergeben sein. Gott sei Dank, wer seine Schuld vor Gott bereinigen will, der darf sie ihm offen bekennen und im Glauben an Jesus Christus und sein Erlösungswerk die Vergebung in Anspruch nehmen.

Dann erst, wenn die alten Dinge gelöscht sind, kann der Mensch mit Gottes Hilfe eine neue Seite seines Lebensbuches aufschlagen – ein neues Leben mit Gott und zu seiner Ehre!

Am Rand der Ewigkeit

So lehre uns denn zählen unsere Tage,
damit wir ein weises Herz erlangen! — Psalm 90,12

Kurt und Erich waren von Jugend an miteinander befreundet. Beide führten ein erfolgreiches, geselliges Leben und besaßen eine gute Portion Selbstvertrauen.

Plötzlich wurde Kurt unheilbar krank. Sein Freund besuchte ihn regelmäßig und versuchte, ihn mit kurzweiligen Geschichten aufzuheitern. Doch der Tod rückte unaufhaltsam näher. Zunehmend packten den Sterbenden Angst und Verzweiflung. Erich, der die Angst seines Freundes bemerkte, wollte ihn ablenken. Er redete mit ihm über das Wetter, erzählte ihm begeistert vom letzten Fußballspiel und las ihm die neuesten Nachrichten aus der Zeitung vor. Doch Kurt, der am Rand der Ewigkeit stand, interessierte das alles nicht mehr.

Sein Freund versuchte ihn zu trösten und rief ihm zu: »Halte fest!« Da riss der Sterbende seine Augen auf, reckte die knochigen Hände in Richtung Himmel und schrie verzweifelt: »Woran soll ich mich denn festhalten?«

Hast du dich auch schon gefragt, woran du dich klammern kannst, wenn du von der Zeit in die Ewigkeit übertrittst? Denk daran: Jeder Tag bringt dich der Ewigkeit ein Stück näher. Bist du auf das Jenseits vorbereitet? Hast du jemanden, der dir zur Seite steht, wenn du vor Gott erscheinen musst?

Nur Jesus Christus kann dir den Halt geben, der über den Tod hinaus bestehen bleibt. Warum? Weil er selbst gestorben und auferstanden ist. Setze deshalb dein Vertrauen auf ihn!

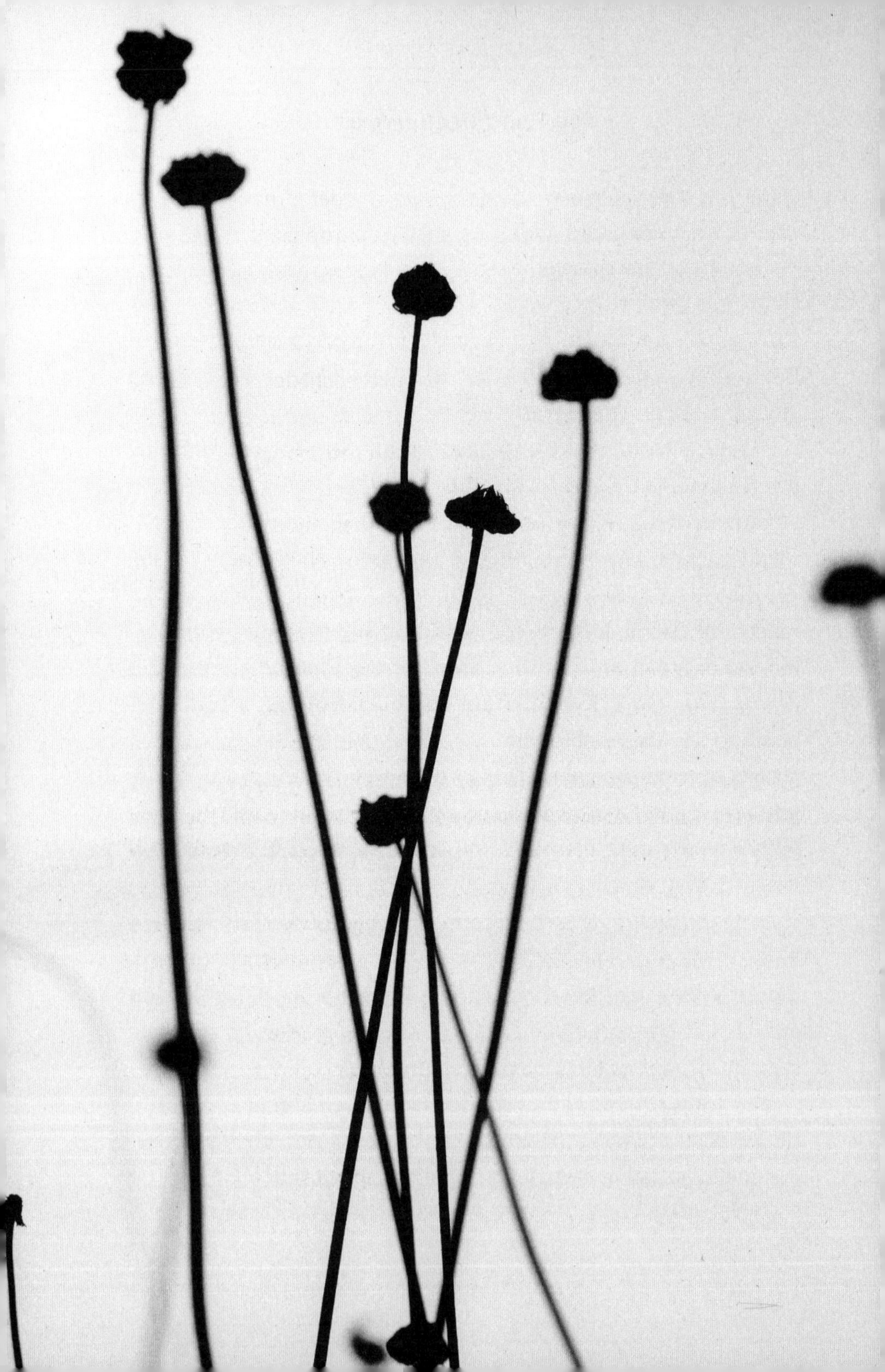

Das größte Unglück

Tsunami, Flugzeugabsturz, Börsencrash oder Amoklauf: Fast täglich werden wir in den Medien mit Katastrophen konfrontiert, die irgendwo auf der Welt schweren Schaden und entsetzliches Leid angerichtet haben.

Doch das schlimmste Unglück der Menschheitsgeschichte mit den gravierendsten Folgen geschah kurz nach der Erschaffung des Menschen. Adam und Eva, das erste Menschenpaar, übertraten das einzige Gebot, das der Schöpfer ihnen gegeben hatte: Sie aßen von der verbotenen Frucht.

Als Folge davon kam die Sünde in die Welt, die sich in all dem Bösen zeigt, das auf der Erde geschieht. Sie wohnt in einem jeden Menschen und stachelt ihn zu schlechten Taten an. Als weitere Konsequenz trägt jeder Mensch den Keim des Todes in sich. Alle müssen nach einem kürzeren oder längeren Leben einmal sterben. Ist das nicht die größte Tragödie der Menschheit?

Auch im persönlichen Leben läuft nicht alles rund. Krankheit, Unfall, Arbeitslosigkeit und anderes mehr gehören zu den größeren und kleineren Katastrophen eines Menschen. Doch das schlimmste Unglück ist hier ebenfalls die Tatsache, dass jeder von uns gesündigt hat. Denn dadurch entsteht eine Schuld vor Gott, für die wir den Tod und ewige Verdammnis verdienen.

Von diesen gravierenden Folgen kann uns nur einer befreien: Jesus Christus, der Sohn Gottes, der einst durch seinen Tod am Kreuz die Lösung für unser Sündenproblem geschaffen hat. Wer an ihn glaubt, wird von Gott nicht gerichtet, sondern empfängt ewiges Leben.

Sei mir gnädig, o Gott, nach deiner Güte! Nach der Größe deiner Erbarmungen tilge meine Übertretungen! — Psalm 51,3

Doch wie sieht es aus, wenn wir Gott gegenüber schuldig geworden sind? Und das sind wir ja alle. Schließlich haben wir seinen Anspruch als Schöpfer auf unseren Gehorsam so oft missachtet.

Bei Gott kann ich mich auf keinen Fall selbst »ent-schuldigen«, mich von meiner Schuld freimachen. Schließlich kann auch kein Bankkunde seine Schulden mit den Worten loswerden: »Ich entschuldigen mich hiermit; bitte gleichen Sie jetzt meinen Minussaldo aus.«

Sünden vergeben, die Lebensschuld erlassen und uns damit »ent-schuldigen«, das kann nur Gott selbst. Sündige Menschen sind nicht in der Lage, ihre Schuld vor Gott irgendwie selbst abzutragen. Denn auch unsere besten Taten sind nicht völlig frei vom Makel der Sünde. Deshalb hat Gott einen tadellosen, vollkommenen Mittler gesandt, der durch sein Sühnopfer den Ausgleich schuf. Dieser Mittler war und ist kein Geringerer als Gottes eigener Sohn, der Herr Jesus Christus. Er hat für jeden, der seine Sünden eingesteht und an ihn glaubt, die gesamte Schuld beglichen.

Christus selbst hat unsere Sünden an seinem Leib auf dem Holz getragen.

An seinem eigenen Körper hat er unsere Sünden an das Kreuz hinaufgetragen, damit wir für die Sünde tot sind und für die Gerechtigkeit leben können. Durch seine Wunden seid ihr geheilt worden! — 1. Petrus 2,24

In diesem Bibelwort geht es um Jesus Christus und seinen Tod am Kreuz. Dort hat er stellvertretend für alle, die zu ihm umkehren und ihn im Glauben als ihren Retter annehmen, das Strafgericht Gottes für ihre Sünden ertragen. Stellvertretend für die

Schulden anderer Menschen eintreten – das gibt es nur selten in dieser Welt. Und so glauben die Leute nicht mehr daran, auch dann nicht, wenn von dem einen großen Stellvertreter gesprochen wird, der für schuldige Menschen gestorben ist.

Manche halten sich für viel zu fortschrittlich, um an diese »altmodische Idee« von der Stellvertretung zu glauben. Einige spotten sogar über »das ganze Gerede von Opfer und Blutvergießen« in der Bibel! Doch wer hier auf Erden ohne die Vergebung seiner Sünden stirbt, der wird einmal vor Gottes Thron von seinem eigenen Gewissen angeklagt werden.

Bei der Urteilsverkündung durch den heiligen Gott wird ein solcher Mensch sagen müssen: »Es war glatter Selbstbetrug, die Rettung durch Christus abzulehnen. Ich habe mir mein Schicksal selbst zuzuschreiben.«

Denken wir lieber rechtzeitig daran: Vor Gott kann keiner für sich selbst geradestehen. Wie vieles wird dort ans Licht kommen, was keiner sonst wusste und was der Mensch selbst vielleicht längst verdrängt hatte!

Oft sucht man in einer verzweifelten Lage den »Sündenbock«, auf den man alles abwälzen kann. Vor dem ewigen Gott aber kann nur Einer für unsere Verfehlung und Schuld eintreten: Jesus Christus, das Lamm Gottes. Deshalb müssen wir ihn als Retter und Herrn in unser Leben aufnehmen!

Gottes Sicht auf unser Leben ist oft ganz anders als die eigene Beurteilung. Weil er unser Schöpfer ist, kennt er uns bis ins Innerste. Er weiß um unsere Sehnsüchte und unsere Bedürfnisse. Doch er sieht auch die dunklen Flecken in unserem Herzen: schlechte Gedanken, Begierde, Stolz, Neid. Er kennt jedes böse Wort und jede schlechte Tat, mit denen wir uns an Mitmenschen und vor Gott schuldig gemacht haben.

Viele Menschen meinen, sie könnten durch großzügige Geschenke oder soziales Engagement ihre Schuld mindern. Aber das ist nicht möglich. Die Bibel stellt Gott als gerecht, heilig und unbestechlich vor. Er kann und will mit dem Bösen nichts zu tun haben, sondern muss es verurteilen und bestrafen. Nach dem Tod wird sich jeder Mensch persönlich vor Gott verantworten müssen. Wer dann mit seiner nicht getilgten Schuld dasteht, wird in die Hölle kommen und dort ewig von Gott getrennt sein.

Vor diesem dunklen Hintergrund strahlt eine Nachricht hervor, wie sie besser nicht sein kann: »So hat Gott die Welt geliebt, dass er seinen eingeborenen Sohn gab, damit jeder, der an ihn glaubt, nicht verloren gehe, sondern ewiges Leben habe« (Joh 3,16). Der Sohn Gottes kam als Mensch Jesus Christus auf die Erde, um uns durch seinen Tod am Kreuz zu erretten. Er wurde von Gott bestraft, damit wir durch den Glauben an ihn Vergebung der Sünden und ewiges Leben bekämen.

Glaube an den Herrn Jesus, und du wirst errettet werden.
— Apostelgeschichte 16,31

Der Evangelist Spurgeon erzählte von einem Mann, der sich im Dunkeln verirrt hatte. Dieser dachte, er befände sich am Rand eines Abgrunds und hatte große Angst, die Felswand hinabzustürzen. So klammerte er sich mit aller Kraft an den Ast eines alten Baumes, um nicht am Felsboden tief unten zerschmettert zu werden.

Da hing er, mit Schweiß auf der Stirn und Angst in den Knochen. Schließlich konnte er sich nicht mehr an dem Ast festhalten und stürzte ab – und zwar keinen halben Meter tief auf eine weiche Moosbank, auf der er sanft und unverletzt landete und vollkommen sicher bis zum Morgen lag.

Ähnlich geht es manchen Menschen, die für die Ewigkeit gerettet werden wollen. Sie sind in Not. Ängstlich klammern sie sich an dies oder jenes, was ihnen im Hinblick auf den Himmel Hoffnung oder Halt zu bieten scheint. Doch die Bibel fordert uns auf, jede andere Zuflucht aufzugeben und an Jesus Christus zu glauben.

Wir dürfen uns in seine Arme fallen lassen. Suche daher den Halt nicht mehr anderswo, sondern nur bei Christus. Lass alles los – jedes Stützen auf die eigene Gerechtigkeit, auf die inneren Gefühle oder auf äußere Zeremonien und Rituale.

Vertraue dein Leben dem Herrn Jesus an, dann bist du sicher geborgen. Glaube an das Erlösungswerk, das er am Kreuz von Golgatha vollbracht hat, an sein Blut, das für dich geflossen ist, und du wirst Ruhe und Frieden finden.

Gottes Wort sagt: »So viele ihn aber aufnahmen, denen gab er das Recht, Kinder Gottes zu werden, denen, die an seinen Namen glauben« (Joh 1,12). Wer an den Sohn Gottes glaubt, wer ihn in sein Herz und sein Leben aufnimmt, der wird ein Kind Gottes und ist auf ewig in Sicherheit.

Das Wort ist gewiss und aller Annahme wert, dass Christus Jesus in die Welt gekommen ist, um Sünder zu erretten.
— 1. Timotheus 1,15

Vor etwa 2000 Jahren wurde Jesus Christus, der Sohn Gottes, Mensch. Er lebte 33 Jahre in Israel, starb am Kreuz und stand am dritten Tag von den Toten wieder auf. Vierzig Tage später kehrte er zu Gott, seinem Vater, in den Himmel zurück. Das Leben von Jesus Christus auf der Erde war somit relativ kurz und sein Tod überaus schmerzvoll. Trotzdem wollte er zu uns kommen! Warum? Er selbst gibt uns die Antwort:

»Ich bin nicht gekommen, Gerechte zu rufen, sondern Sünder zur Buße« (Lk 5,32). Der Sohn Gottes hat gesehen, wie wir durch unser sündiges Leben unweigerlich der göttlichen Strafe entgegengehen. Hiervor wollte er uns retten. Deshalb kam er auf die Erde, um uns zur Buße und Umkehr aufzurufen.

»Ich bin gekommen, damit sie Leben haben und es in Überfluss haben« (Joh 10,10). Der Herr Jesus hat uns ein Geschenk mitgebracht: das ewige Leben. Er ist am Kreuz gestorben, damit wir – die wir aufgrund unserer Sünden den Tod verdient hätten – durch den Glauben an ihn dieses ewige Leben bekämen.

»Ich bin als Licht in die Welt gekommen, damit jeder, der an mich glaubt, nicht in der Finsternis bleibe« (Joh 12,46). Weil wir uns von Gott entfernt haben, leben wir in geistlicher Finsternis. Doch Jesus Christus ist als Licht zu uns gekommen, damit wir erkennen können, wer Gott wirklich ist und wie er die Menschen sieht. Wenn wir an ihn glauben, kommen wir aus der Finsternis zu Gottes wunderbarem Licht (siehe 1Petr 2,9).

Du merkst: Der Sohn Gottes ist gekommen, um dich zu erretten! Für dich hat er sein Leben gegeben. Willst du ihm nicht dein Herz öffnen?

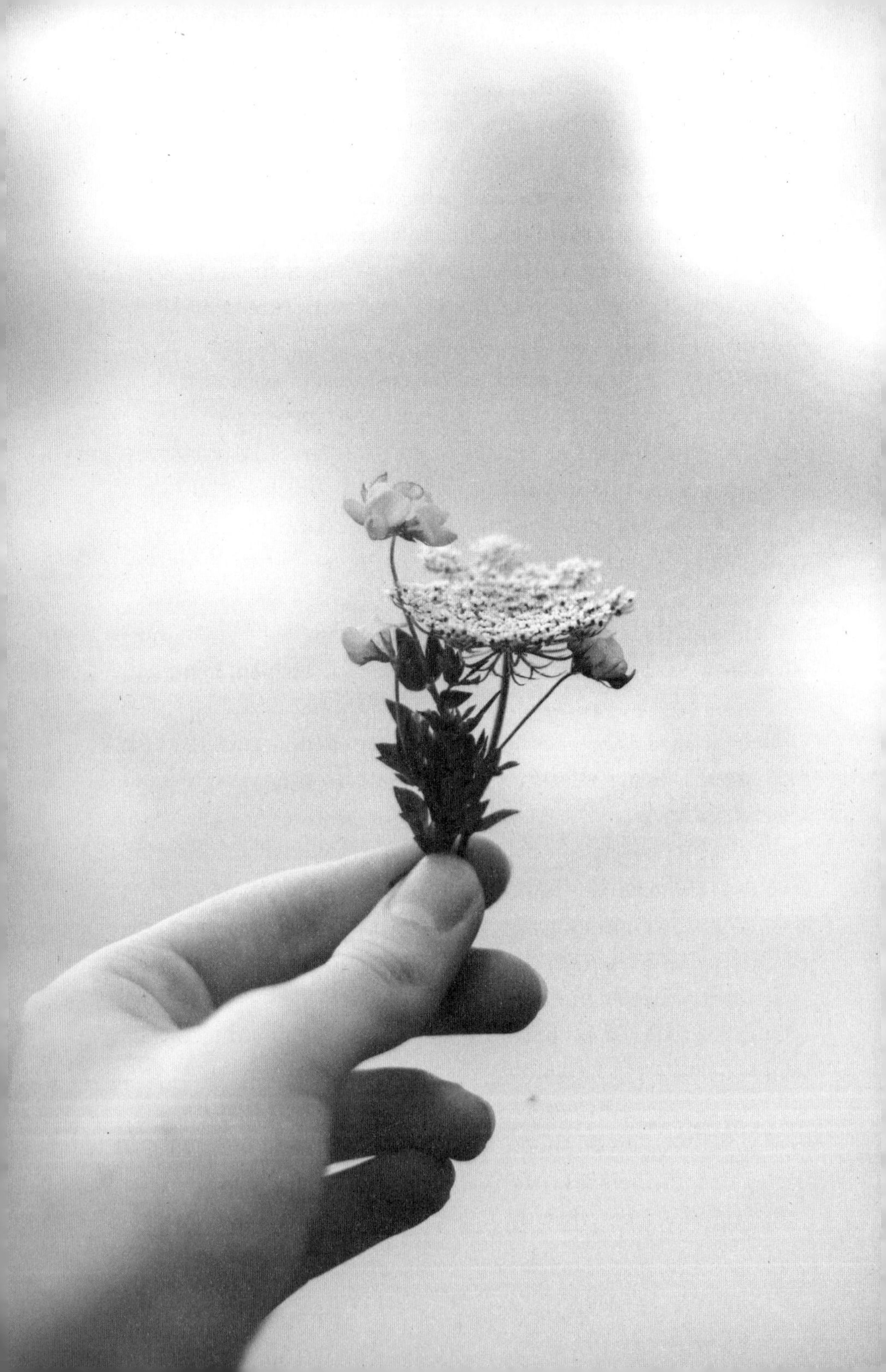

Wer nicht glauben will …

»Wenn ihr nicht glaubt, dass ich es bin, so werdet ihr in euren Sünden sterben«, sagt Jesus in Johannes 8,24

Dieses Bibelwort aus Johannes 8 richtete der Sohn Gottes an Menschen, die nicht an ihn glauben wollten. Darum musste er ihnen klarmachen, dass sie in ihren Sünden sterben würden.

Das ist heute nicht anders. Der Heiland bietet auf der Grundlage seines Todes allen Menschen göttliche Vergebung an. Jeder kann im Glauben zu ihm kommen und die eigene Sündenlast bei ihm abladen. Wenn du dieses Angebot jedoch ablehnst, schlägst du die einzige Möglichkeit der Schuldtilgung vor Gott aus. Auch nach dem Tod bleiben alle deine Sünden an dir haften. Das hat schwerwiegende Folgen für dich:

- Du wirst ewig vom heiligen Gott getrennt bleiben, denn er kann keinen Sünder in seiner Nähe dulden.
- Gott wird dich zur ewigen Qual in der Hölle verurteilen, denn seine Gerechtigkeit fordert die Bestrafung aller Sünden.

Der eigentliche Grund für diese schreckliche Zukunft liegt darin, dass du Gottes Gnade in der Person des Herrn Jesus verschmähst. Doch auch für dich besteht die Chance, vor dem ewigen Gericht gerettet zu werden.

Jesus Christus ist am Kreuz für dich gestorben, damit du nicht auf ewig verloren gehen musst. Doch sein stellvertretendes Werk am Kreuz kommt dir nur dann zugute, wenn du glaubst, dass er es für dich persönlich vollbracht hat. Nur ein Herzensglaube an den Erlöser und ein Bekenntnis deiner Sünden befreien dich von aller Schuld und sprechen dich von der göttlichen Strafe frei.

Wer an ihn glaubt, wird nicht gerichtet; wer aber nicht glaubt, ist schon gerichtet, weil er nicht geglaubt hat an den Namen des eingeborenen Sohnes Gottes.
— Johannes 3,18

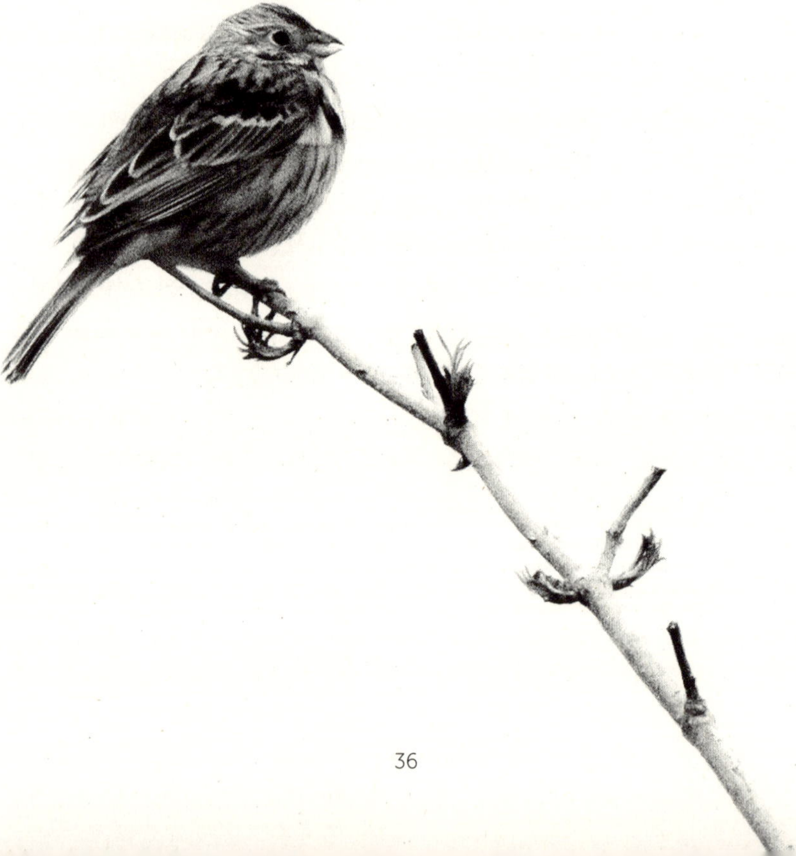

Der Strafe entkommen

Viele Menschen machen sich keine Gedanken über ihre Beziehung zu Gott. Sie kümmern sich mehr um ihre Katze oder ihren Hund als um die Errettung ihrer Seele. Gleichgültig marschieren sie auf dem breiten Weg dahin und kommen mit jedem Schritt der Hölle ein Stück näher.

Darum ist es eine große Gnade, wenn Gott uns wachrüttelt, damit wir über unser Leben nachdenken und uns darüber klar werden, wie wir zu ihm stehen. Durch sein Wort möchte er uns zeigen, dass wir gegen ihn gesündigt haben und dafür die ewige Strafe verdienen.

Unseren hoffnungslosen Zustand zu erkennen, genügt jedoch nicht. Wir müssen alles daransetzen, dem drohenden Gericht zu entrinnen. Wenn ich plötzlich aufwache und feststelle, dass mein Haus brennt, setze ich mich nicht auf die Bettkante und sage: »Zum Glück bin ich aufgewacht und habe den Brand bemerkt!« Nein, ich renne so schnell wie möglich ins Freie, um dem Tod zu entkommen.

Und so sollte uns auch das Bewusstsein unserer Schuld vor Gott in die Arme des Retters treiben. Jesus Christus ist am Kreuz gestorben, damit jeder, der an ihn glaubt, nicht bestraft werde, sondern Vergebung seiner Sünden empfange. Wer bei ihm Zuflucht sucht, wird auf ewig gerettet.

Darum wollen wir nicht bei der Tatsache stehenbleiben, dass wir Gottes Gericht verdient hätten, sondern vertrauensvoll auf den Herrn Jesus blicken, der unsere Schuld durch sein Erlösungswerk gesühnt hat.

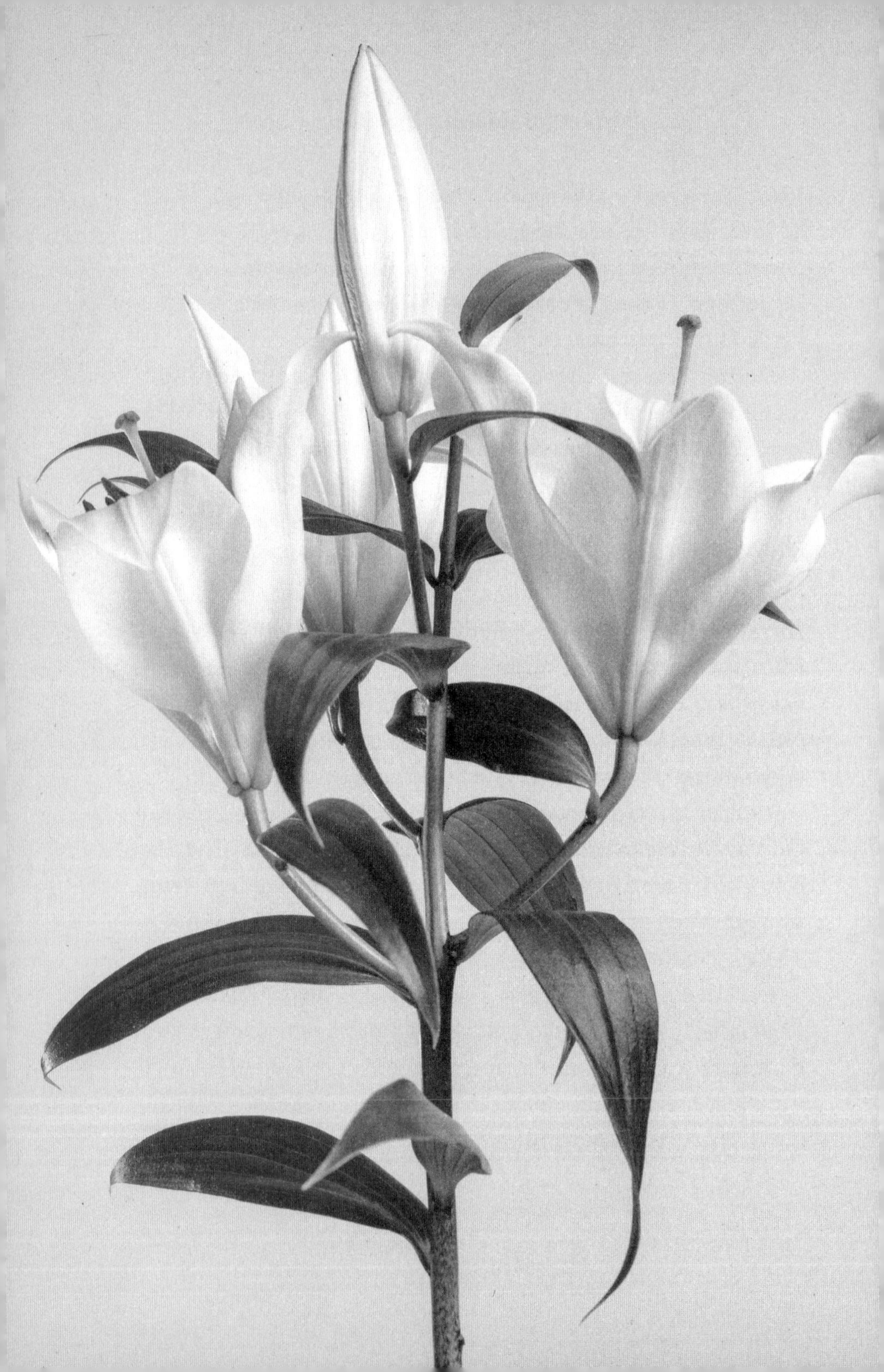

In letzter Stunde gerettet

»Heute wirst du mit mir im Paradies sein.«
— Lukas 23,43

Links und rechts neben dem Kreuz des Herrn Jesus wurden zwei Verbrecher hingerichtet. Der eine Kriminelle verspottete Christus. Sogar noch in seiner Todesstunde, als er mit dem Erlöser in Kontakt kam, wollte er nicht zu Gott umkehren. Er ließ die letzte Gelegenheit zur Errettung ungenutzt verstreichen.

Der andere Verbrecher hingegen kam zur Einsicht seiner Schuld und bekannte: »Wir empfangen, was unsere Taten wert sind.« Er tat Buße und gab zu: »Ich habe gesündigt und den Kreuzestod verdient!« Dieses aufrichtige Eingeständnis seiner Schuld öffnete ihm die Augen für den Erlöser.

Folglich legte dieser Verbrecher ein wunderbares Bekenntnis über Christus ab: »Dieser aber hat nichts Ungerechtes getan.« Er erfasste im Glauben, dass Jesus schuldlos war und deshalb zu Unrecht gekreuzigt wurde. Dann wandte er sich mit der Bitte an ihn: »Gedenke meiner, Herr, wenn du in dein Reich kommst!« Mit Blick auf die Zukunft setzte er sein ganzes Vertrauen in Christus. Sein Glaube hielt an der Herrlichkeit des Erlösers fest und klammerte sich an ihn, weil er von ihm eine Hoffnung über den Tod hinaus erwarten konnte.

Der Heiland schenkte dem einsichtigen Verbrecher sofort Frieden: »Heute noch wirst du mit mir im Paradies sein.« Weil der Herr Jesus für ihn leiden und sterben würde, konnte der bußbereite und gläubige Verbrecher nach seinem Tod bei Christus am Ort des Glücks sein. Er war für den Himmel gerettet.

»Nur für Sünder!«

Man wundert sich manchmal, warum so wenige das Evangelium annehmen. Es ist doch eine herrliche Botschaft! Sie verkündet Erlösung von der Macht der Sünde, von unseren Gebundenheiten. Sie bringt uns die Gnade Gottes und zeigt, wie wir Frieden mit ihm haben und seine geliebten Kinder werden können. Wie ist es zu erklären, dass das Evangelium so wenig Anklang findet?

Ein englischer Journalist hat, nachdem er zum Glauben an den Herrn Jesus gekommen war, ein Buch mit dem Titel »Nur für Sünder« veröffentlicht. Hierin liegt das Problem – nur Menschen, die sich als schuldig vor Gott erkannt haben, sind offen für das Evangelium.

Vielleicht findest du es taktlos, wenn ich dich jetzt frage: »Bist du ein Sünder bzw. eine Sünderin?« Doch genau darum geht es bei der Botschaft Gottes an uns. Das Evangelium ist die Nachricht vom Kreuzestod des Herrn Jesus, der die Schuld sündiger Menschen vor Gott getilgt hat, indem er für sie gestorben ist. Sie nützt nur denen etwas, die eingestehen, dass sie Sünder sind.

Wer sagt: »Ich tue recht und scheue niemanden«, zählt sich nicht zu den Sündern. Es hilft auch nichts, wenn man einräumt: »Wir sind doch alle Sünder.« Damit hat man trotzdem noch kein Empfinden für die persönliche Schuld vor Gott. Doch genau das ist der springende Punkt. Warum? »Denn wir alle müssen einmal vor Christus und seinem Richterstuhl erscheinen, wo alles ans Licht kommen wird. Dann wird jeder von uns das bekommen, was er für das Gute oder das Schlechte, das er in seinem Leben getan hat, verdient« (2Kor 5,10).

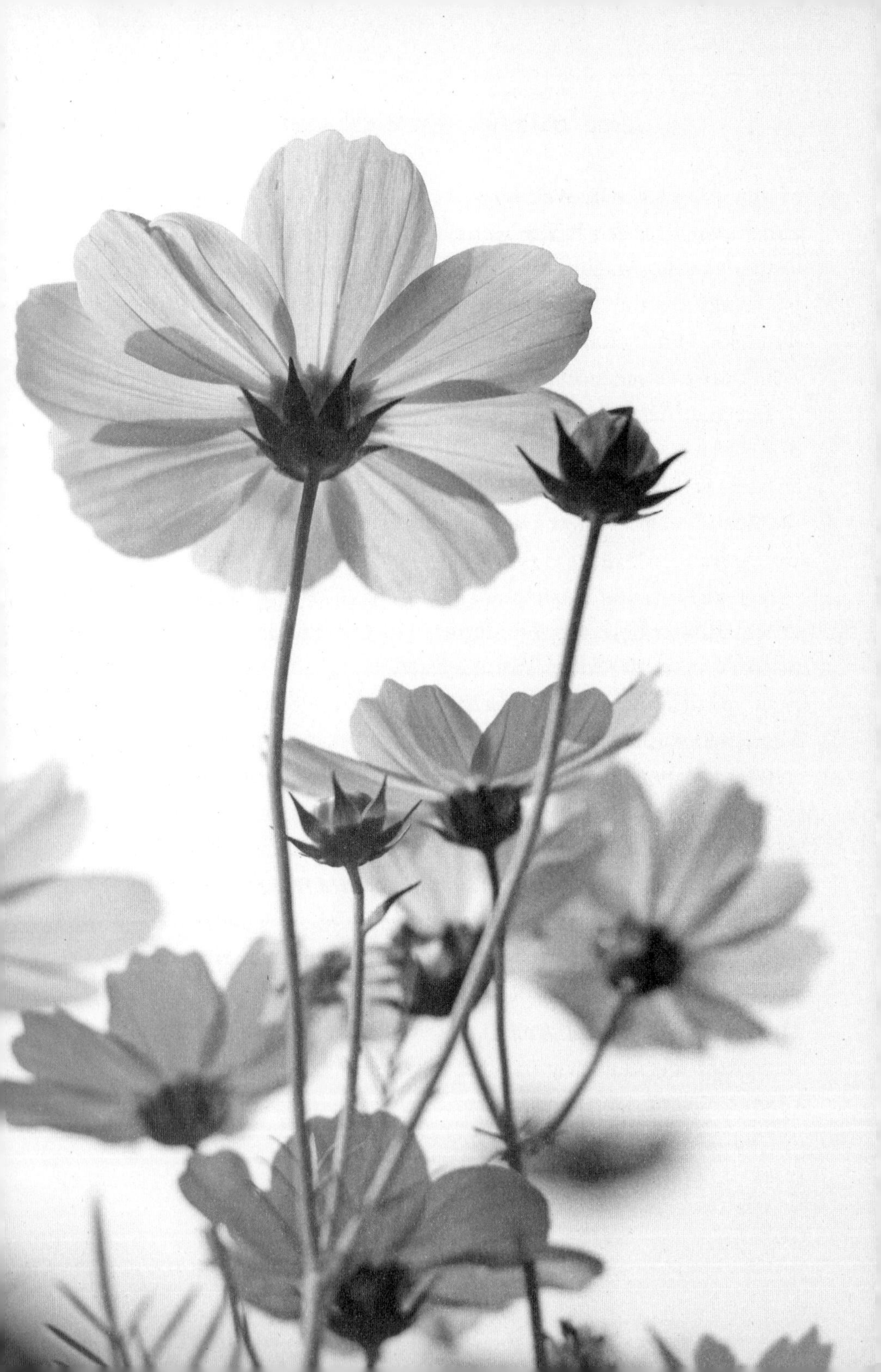

Vergänglichkeit – Beständigkeit

»Die Welt vergeht und ihre Lust;
wer aber den Willen Gottes tut, bleibt in Ewigkeit.«
— 1. Johannes 2,17

In vielen Bibelversen erinnert Gott uns daran, dass wir Menschen vergänglich sind. Doch nur zu gern verdrängen wir diese Tatsache, weil wir sie nicht wahrhaben wollen.

> *Siehe, meine Tage sind eine Handbreit bei dir, und mein Leben ist wie nichts vor dir. Ach, wie gar nichts sind alle Menschen, die doch so sicher leben! Sie gehen daher wie ein Schatten und machen sich viel vergebliche Unruhe; sie sammeln und wissen nicht, wer es kriegen wird.*
> *— Psalm 39,6–7 LUT*

> *Der Mensch – wie Gras sind seine Tage, wie die Blume des Feldes, so blüht er. Denn ein Wind fährt darüber, und sie ist nicht mehr. — Psalm 103,15–16*

> *Denn was ist euer Leben? Es ist doch nur ein Dunst, der eine kleine Zeit sichtbar ist; danach aber verschwindet er.*
> *— Jakobus 4,14 SLT*

Dieser unausweichlichen Tatsache stellt Gott in der Bibel etwas gegenüber, das ewig Bestand hat: »Das Wort des Herrn aber bleibt in Ewigkeit« (1Petr 1,25).

Dieses unvergängliche Wort sagt uns:

Denn alle haben gesündigt und verfehlen die Herrlichkeit, die sie vor Gott haben sollten, sodass sie ohne Verdienst gerechtfertigt werden durch seine Gnade aufgrund der Erlösung, die in Christus Jesus ist. — Römer 3,23–24 SLT

Wer dieser ewiggültigen Botschaft Glauben schenkt, bekommt neues, ewiges Leben. Dieses Leben hat wie schon das Wort Gottes Ewigkeitswert. Der Glaubende kann es nie mehr verlieren. Welch ein Gnadengeschenk!

Amen.

4

Was sagt das Wort Gottes?

Mein Volk kommt um
aus Mangel an Erkenntnis.
— Hosea 4,6

Ich glaube, dass die Bibel das Wort des einzig wahren, allmächtigen und lebendigen Gottes ist und dass sie von der ersten bis zur letzten Seite die absolute Wahrheit enthält.

Darüber hinaus ist die Menge an substanziellen Inhalten und Informationen, die sie offenbart, wenn man sie mit einer bestimmten Frage im Herzen liest, immer wieder erstaunlich. Im Übrigen bin ich aus Erfahrung davon überzeugt, dass sie auf jede wichtige Frage des Lebens klare Antworten gibt. Du wirst überrascht sein, wie viele Zitate zum Thema Himmel und Hölle darin zu finden sind.

Ich will es gleich vorwegnehmen: Das Wort Gottes ist immer schwarz/weiß, es ist immer entweder/oder. In der Bibel gibt es keine Zwischentöne oder Grauzonen. Und speziell diese Botschaft ist ganz klar und ganz radikal. Entweder ewige Verdammnis oder ewige Herrlichkeit. Und es ist ebenso klar, dass jeder Mensch diese Entscheidung selbst fällen muss. Doch schauen wir uns dies genauer an.

Die Bibel thematisiert die Hölle an mehreren Stellen und verwendet unterschiedliche Begriffe und Bilder, um diesen schrecklichen Ort zu beschreiben. Im Alten Testament finden wir das Wort »Scheol«, mit dem das Totenreich oder die Unterwelt bezeichnet wird, beispielsweise in Psalm 16,8–10: »Ich habe den HERRN stets vor Augen; weil er zu meiner Rechten ist, werde ich nicht wanken. Darum freut sich mein Herz und jauchzt meine Seele. Auch mein Fleisch wird in Sicherheit ruhen. Denn mein Leben wirst du dem Scheol nicht lassen, wirst nicht zugeben, dass dein Frommer die Grube sieht.«

Noch deutlicher wird Jesaja: »In den Scheol hinabgestürzt ist deine Pracht und der Klang deiner Harfen. Maden sind unter dir zum Lager ausgebreitet, und Würmer sind deine Decke« (Jes 14,11). Und auch hier: »Und wenn sie hinausgehen, sehen sie die Leichen der Männer, die sich gegen mich aufgelehnt haben. Denn ihre Würmer werden nicht sterben und ihr Feuer wird nicht ausgehen. Sie werden zur Abschreckung für die gesamte Menschheit« (Jes 66,25).

Das Neue Testament verwendet den Begriff »Hades«. Es besteht eine Ähnlichkeit mit dem »Scheol« des Alten Testaments, jedoch vermittelt er eine konkretere Vorstellung vom Leben nach dem Tod.

> *Es geschah aber, dass der Arme starb und von den Engeln in Abrahams Schoß getragen wurde. Es starb aber auch der Reiche und wurde begraben. Und als er im Hades seine Augen aufschlug und in Qualen war, sieht er Abraham von Weitem und Lazarus in seinem Schoß. Und er rief und sprach: Vater Abraham, erbarme dich meiner und sende Lazarus, dass er die Spitze seines Fingers ins Wasser*

taucht und meine Zunge kühlt! Denn ich leide Pein in dieser Flamme. Abraham aber sprach: Kind, denk daran, dass du dein Gutes völlig empfangen hast in deinem Leben und Lazarus ebenso das Böse; jetzt aber wird er hier getröstet, du aber leidest Pein. Und zu diesem allen ist zwischen uns und euch eine große Kluft festgelegt, damit die, welche von hier zu euch hinübergehen wollen, es nicht können, noch die, welche von dort zu uns herüberkommen wollen. Er sprach aber: Ich bitte dich nun, Vater, dass du ihn in das Haus meines Vaters sendest, denn ich habe fünf Brüder, dass er ihnen eindringlich Zeugnis ablegt, damit sie nicht auch an diesen Ort der Qual kommen! Abraham aber spricht: Sie haben Mose und die Propheten. Mögen sie die hören! — Lukas 16,22–29

Ich selbst empfinde dies als eine der eindringlichsten Bibelstellen, die neben dem Ausmaß der Schrecken und Qualen ganz klar verdeutlicht: Nach dem Tod gibt es kein Zurück und kein Entrinnen mehr, auch keine Hilfe oder Vermittlung. Und wohin es nach dem Tode geht, liegt ganz allein in der Verantwortung jedes Einzelnen.

Ein weiterer Begriff, der im Neuen Testament häufig vorkommt, ist »Gehenna«. Dieser bezieht sich auf das Tal Hinnom, einen Ort außerhalb Jerusalems, der für seine schwelenden Feuer bekannt war und als Bild für die Hölle verwendet wurde. Jesus spricht von Gehenna als einem Ort des unauslöschlichen Feuers, der für den Teufel und seine Engel bereitet ist, aber auch für jene, die die Konsequenzen eines sündhaften, also von Gott getrennten Lebens ertragen müssen. Eines der in diesem Zusammenhang bekanntesten Zitate ist Markus 9,43–48: »Wenn deine Hand dich zum Bösen verführt, dann hack sie ab. Es ist besser, mit nur einer Hand in den Himmel einzugehen, als mit zwei Händen ins ewige Feuer der Hölle zu kommen. Wenn dein Fuß dich zum Bösen verführt, dann hack ihn ab. Es ist besser, mit nur einem Fuß in den Himmel einzugehen, als mit zwei Füßen in die Hölle geworfen zu werden. Und wenn dein Auge dich zum Bösen verführt, reiß es aus. Es ist besser, halb blind in das Reich Gottes einzugehen, als zwei Augen zu haben und in die Hölle geworfen zu werden, ›wo der Wurm nicht stirbt und das Feuer nicht erlischt‹.«

Lies einfach weiter und lass auf dich wirken, was Jesus selbst und später seine Apostel zu sagen haben:

Aber die Söhne des Reiches werden hinausgeworfen werden in die äußere Finsternis; da wird das Weinen und das Zähneknirschen sein. — Matthäus 8,12

Habt keine Angst vor denen, die euch umbringen wollen. Sie können nur euren Körper töten; eure Seele ist für sie unerreichbar. Fürchtet allein Gott, der Leib und Seele in der Hölle vernichten kann. — Matthäus 10,28

Dann wird er auch zu denen zur Linken sagen: Geht von mir, Verfluchte, in das ewige Feuer, das bereitet ist dem Teufel und seinen Engeln! Denn mich hungerte, und ihr gabt mir nicht zu essen; mich dürstete, und ihr gabt mir nicht zu trinken; ich war Fremdling, und ihr nahmt mich nicht auf; nackt, und ihr bekleidetet mich nicht; krank und im Gefängnis, und ihr besuchtet mich nicht. Dann werden auch sie antworten und sagen: Herr, wann sahen wir dich hungrig oder durstig oder als Fremdling oder nackt oder krank oder im Gefängnis und haben dir nicht gedient? Dann wird er ihnen antworten und sagen: Wahrlich, ich sage euch, was ihr einem dieser Geringsten nicht getan habt, habt ihr auch mir nicht getan.

Und diese werden hingehen zur ewigen Strafe, die Gerechten aber in das ewige Leben. — Matthäus 25,41–46

Euch, die ihr verfolgt werdet, und auch uns wird er Frieden schenken, wenn Jesus, der Herr, vom Himmel her erscheinen wird. Er wird mit seinen mächtigen Engeln kommen, inmitten von Feuerflammen, um das Gericht über diejenigen zu bringen, die Gott nicht kennen, und über diejenigen, die der Botschaft von Jesus, unserem Herrn, nicht gehorchen. Sie werden mit ewigem Verderben bestraft werden und für immer vom Herrn und seiner herrlichen Macht getrennt sein. — 2. Thessalonicher 1,7–9

Und der Teufel, der sie verführte, wurde in den Feuer- und Schwefelsee geworfen, wo sowohl das Tier als auch der falsche Prophet sind; und sie werden Tag und Nacht gepeinigt werden von Ewigkeit zu Ewigkeit. Und ich sah einen großen weißen Thron und den, der darauf saß, vor dessen Angesicht die Erde entfloh und der Himmel, und keine Stätte wurde für sie gefunden. Und ich sah die Toten, die Großen und die Kleinen, vor dem Thron stehen, und Bücher wurden geöffnet; und ein anderes Buch wurde geöffnet, welches das des Lebens ist. Und die Toten wurden gerichtet nach dem, was in den Büchern geschrieben war, nach ihren Werken. Und das Meer gab die Toten, die in ihm waren, und der Tod und der Hades gaben die Toten, die in ihnen waren, und sie wurden gerichtet, ein jeder nach seinen Werken. Und der Tod und der Hades wurden in den Feuersee geworfen. Dies ist der zweite Tod, der Feuersee. Und wenn jemand nicht geschrieben gefunden wurde in dem Buch des Lebens, so wurde er in den Feuersee geworfen. — Offenbarung 20,10–15

Erlösung

Die Bibel beschreibt also die Hölle als einen schrecklichen Ort der Trennung von Gott, des Leidens und der Strafe, dem man nur entrinnt, wenn man »geschrieben gefunden wurde in dem Buch des Lebens«. Es gibt also die Möglichkeit der Erlösung: Jesus Christus! Durch den Glauben an ihn können die Menschen der Verdammnis entgehen und ewiges Leben erlangen.

Der zentrale Aspekt der Erlösung ist der Glaube an Jesus Christus:

> *Denn es gibt nur einen Gott und nur einen Vermittler zwischen Gott und den Menschen: Das ist Christus Jesus, der Mensch geworden ist. Er gab sein Leben, um alle Menschen freizukaufen. Das ist die Botschaft, die Gott der Welt gab, als die Zeit dafür gekommen war.*
> *— 1.Timotheus 2,5–6*

> *Denn Gott hat die Welt so sehr geliebt, dass er seinen einzigen Sohn hingab, damit jeder, der an ihn glaubt, nicht verloren geht, sondern das ewige Leben hat. Gott sandte seinen Sohn nicht in die Welt, um sie zu verurteilen, sondern um sie durch seinen Sohn zu retten. Wer an ihn glaubt, wird nicht verurteilt. Wer aber nicht an ihn glaubt, ist schon verurteilt, weil er nicht an den Namen des einzigen Sohnes Gottes geglaubt hat. — Johannes 3,16–18*

> *Jesus sprach zu ihr: Ich bin die Auferstehung und das Leben; wer an mich glaubt, wird leben, auch wenn er gestorben ist; und jeder, der da lebt und an mich glaubt, wird nicht sterben in Ewigkeit. Glaubst du das? — Johannes 11,25–26*

Jesus spricht zu ihm: Ich bin der Weg und die Wahrheit und das Leben. Niemand kommt zum Vater als nur durch mich. — Johannes 14,6

Frieden lasse ich euch, meinen Frieden gebe ich euch; nicht wie die Welt gibt, gebe ich euch. Euer Herz werde nicht bestürzt, sei auch nicht furchtsam. — Johannes 14,27

Der Dieb kommt nur, um zu stehlen und zu schlachten und zu verderben. Ich bin gekommen, damit sie Leben haben und es in Überfluss haben. — Johannes 10,10

Erlösung erlangen wir nicht durch eigene Werke oder Verdienste, sondern durch Glauben:

Denn der Lohn der Sünde ist der Tod; das unverdiente Geschenk Gottes dagegen ist das ewige Leben durch Christus Jesus, unseren Herrn. — Römer 6,23

… dass, wenn du mit deinem Mund Jesus als Herrn bekennst und in deinem Herzen glaubst, dass Gott ihn aus den Toten auferweckt hat, du gerettet werden wirst. Denn mit dem Herzen wird geglaubt zur Gerechtigkeit, und mit dem Mund wird bekannt zum Heil. Denn die Schrift sagt: »Jeder, der an ihn glaubt, wird nicht zuschanden werden. — Römer 10,9–11

Weil Gott so gnädig ist, hat er euch durch den Glauben gerettet. Und das ist nicht euer eigenes Verdienst; es ist ein Geschenk Gottes. — Epheser 2,8

Die nächsten Schritte sind Umkehr und Buße …

Wenn wir unsere Sünden bekennen, ist er treu und gerecht, dass er uns die Sünden vergibt und uns reinigt von jeder Ungerechtigkeit. Wenn wir sagen, dass wir nicht gesündigt haben, machen wir ihn zum Lügner, und sein Wort ist nicht in uns. — 1. Johannes 1,9–10

… und die feste, gelebte und unumkehrbare Entscheidung, Jesus dein Leben anzuvertrauen und seinen Lehren zu folgen:

Dann sagte er zu der Menge: »Wenn einer von euch mit mir gehen will, muss er sich selbst verleugnen, jeden Tag aufs Neue sein Kreuz auf sich nehmen und mir nachfolgen. — Lukas 9,23

Am Ende dieses Kapitels findest du ein Gebet, das dir helfen wird, diesen Schritt zu gehen.

Himmel

Erst einmal ist der Himmel der herrliche Wohnort Gottes, von dem aus Gott regiert und wo er angebetet wird:

Und im selben Augenblick sah ich im Geist einen Thron im Himmel, auf dem jemand saß. Und der auf dem Thron saß, war so strahlend wie Edelsteine – wie Jaspis und Karneol. Und ein Glanz wie der eines Smaragds umleuchtete seinen Thron wie ein Regenbogen. Rings um den Thron standen vierundzwanzig Throne, auf denen vierundzwanzig Älteste saßen. Sie trugen alle weiße Kleider und hatten goldene Kronen auf ihren Köpfen. — Offenbarung 4,2–8

Der Himmel ist aber auch das zukünftige Zuhause der Kinder Gottes, die Jesus als ihren Erlöser angenommen haben. In Johannes 14,2–3 sagt Jesus: »Im Hause meines Vaters sind viele Wohnungen. Wenn es nicht so wäre, würde ich euch gesagt haben: Ich gehe hin, euch eine Stätte zu bereiten?«

Und ich hörte eine laute Stimme vom Thron her sagen: Siehe, das Zelt Gottes bei den Menschen! Und er wird bei ihnen wohnen, und sie werden seine Völker sein, und Gott selbst wird bei ihnen sein, ihr Gott. Und er wird jede Träne von ihren Augen abwischen, und der Tod wird nicht mehr sein, noch Trauer noch Geschrei noch Schmerz wird mehr sein; denn das Erste ist vergangen. — Offenbarung 21,3–4

Und der Baustoff ihrer Mauer war Jaspis und die Stadt reines Gold, gleich reinem Glas. Die Grundsteine der Mauer der Stadt waren mit jeder Art Edelstein geschmückt: der erste Grundstein ein Jaspis; der zweite ein Saphir; der dritte ein Chalzedon; der vierte ein Smaragd; der fünfte ein Sardonyx; der sechste ein Sarder; der siebente ein Chrysolith; der achte ein Beryll; der neunte ein Topas; der zehnte ein Chrysopras; der elfte ein Hyazinth; der zwölfte ein Amethyst. Und die zwölf Tore waren zwölf Perlen, je eines der Tore war aus einer Perle, und die Straße der Stadt reines Gold, wie durchsichtiges Glas. Und ich sah keinen Tempel in ihr, denn der Herr, Gott, der Allmächtige, ist ihr Tempel, und das Lamm. Und die Stadt bedarf nicht der Sonne noch des Mondes, damit sie ihr scheinen; denn die Herrlichkeit Gottes hat sie erleuchtet, und ihre Lampe ist das Lamm. Und die Nationen werden in ihrem Licht wandeln, und die Könige der Erde bringen ihre Herrlichkeit zu ihr. Und ihre Tore werden bei Tag nicht geschlossen werden, denn Nacht wird dort nicht sein. Und man wird die Herrlichkeit und die Ehre der Nationen zu ihr bringen. Und alles Unreine wird nicht in sie hineinkommen, noch derjenige, der Gräuel und Lüge tut, sondern nur die, welche geschrieben sind im Buch des Lebens des Lammes.
— Offenbarung 21,18–27

Du wirst mir kundtun den Weg des Lebens; Fülle von Freuden ist vor deinem Angesicht, Lieblichkeiten in deiner Rechten immerdar.
— Psalm 16,11

Gebet zur Lebensübergabe

Herr Jesus Christus, ich erkenne, dass du der Erlöser dieser Welt bist. Durch deinen stellvertretenden Tod am Kreuz hast du ein für alle Mal meine Schuld bezahlt und mir den Weg zur ewigen Herrlichkeit frei gemacht.

Ich öffne dir heute mein Herz und mein ganzes Leben, und ich lade dich ein, als mein einziger Erlöser, Herr und Meister mein gesamtes Leben – Vergangenheit, Gegenwart und Zukunft – mit deiner Liebe und deiner Wahrheit zu durchdringen.

Herr Jesus Christus, ich bitte dich, dass du mich durch dein heiliges Blut und deinen heiligen Geist von allem reinigst, was nicht deinem Charakter entspricht, und zwar in meinem Geist, in meiner Seele und in meinem Körper.

Ich danke dir, Herr Jesus Christus, dass du das gute Werk vollenden wirst, das du in mir begonnen hast.

Ich gebe dir heute die volle Freiheit, mit mir, in mir und durch mich alles zu tun, was deinem heiligen Geist entspricht.

Ich bitte dich, dass du deinen Namen durch mich verherrlichst, dass du mich zum Segen für die Menschen machst und dass du mir Frieden schenkst, den die Welt nicht geben kann, und Freude, die sie mir nicht mehr nehmen kann.

Ich werde alle Ehre immer dir geben, doch die Freude behalte ich. Amen.

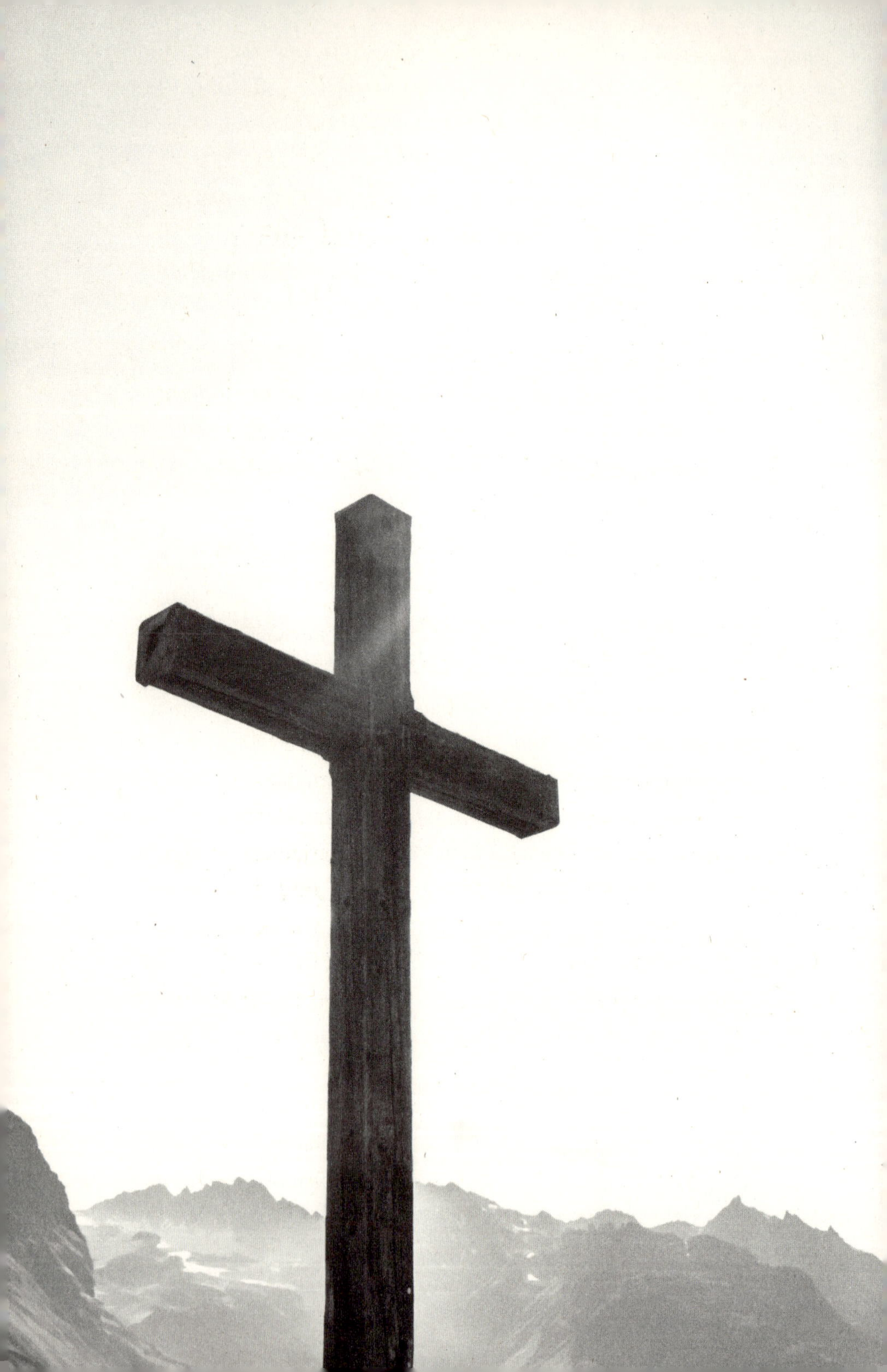

5

Warum Religion auf den falschen Weg führt

Durch das Gesetz werde ich verurteilt, weil ich es nicht erfüllen kann. Ich aber bin mit Christus gekreuzigt, sodass ich jetzt nicht mehr unter dem Gesetz stehe, sondern für Gott lebe.
— Galater 2,19

Vor einiger Zeit hatte ich ein Gespräch mit einer Gruppe junger Leute. Darunter ein Moslem, ein Jude, ein Buddhist und mehrere, die sich Christen nannten. Vier verschiedene Religionen also. Ich stellte ihnen die Frage: »Welche Religion führt zu Gott, führt in die ewige Herrlichkeit?« Fragend blickten sie mich an.

»Gar keine!«, sage ich. »Keine der Religionen kann uns zu Gott führen.« Das musste ich ihnen natürlich erläutern. Religiöse Zeremonien und Rituale, religiöse Lehrsätze und sittliche Vorschriften – all diese Dinge bedeuten das, was wir Gesetzlichkeit nennen. Sie können uns nicht wirklich zu Gott führen. Den Himmel auf diesem Weg erreichen zu wollen, hieße, aus eigener Kraft und in eigener Gerechtigkeit zu Gott finden und vor ihm bestehen zu wollen.

Weil wir Sünder sind und als solche niemals vor Gott bestehen können, sind wir auf Gottes Gnade angewiesen. Er selbst hat uns einen Weg zu ihm gebahnt – in seinem Sohn Jesus Christus. Daher ist der christliche Glaube auch nicht der Glaube an eine

Religion, sondern der Glaube an eine Person: Jesus. »Denn es gibt nur einen Gott und nur einen Vermittler zwischen Gott und den Menschen: Das ist Christus Jesus, der Mensch geworden ist. Er gab sein Leben, um alle Menschen freizukaufen. Das ist die Botschaft, die Gott der Welt gab, als die Zeit dafür gekommen war«, zitierte ich aus 1. Timotheus 2,5–6 und fügte abschließend hinzu: »Jesus ist mein Retter, nicht meine Religion!«

Langsam wurde den jungen Leuten klar, dass es im christlichen Glauben nicht darum geht, durch die Einhaltung bestimmter Vorschriften Gott zu gefallen. Ganz im Gegenteil: Ich glaube, dass Gott uns die zehn Gebote gegeben hat, damit wir erfahren und verstehen würden, wie ganz und gar unmöglich wir sie ohne ihn einhalten können. Und dass wir nur in enger, lebendiger Beziehung zu ihm ein erfülltes, sinnvolles Leben führen können. Zu diesem Leben in Fülle gehört auch, dass wir voller Freude sicher sein können, die Ewigkeit in Gottes Herrlichkeit verbringen zu dürfen.

Die jungen Leute hörten gespannt zu und fingen an, Fragen zu stellen. Ich bekam nun Gelegenheit, Dinge zu erklären: Seit Satan Adam und Eva im Paradies dazu verführen konnte, die Frucht vom Baum der Erkenntnis von Gut und Böse zu essen, gelingt es offenbar immer wieder, die Menschen bei ihrem Stolz zu packen und sie zu betrügen. Dort, im Paradies, fand dieser Trugschluss Eingang in die Menschen, dass sie ohne Gott – unabhängig von ihm – so sein könnten wie er oder gar besser als Gott. Dieses »Selbst« in all seinen Schattierungen und Wortverbindungen spricht immer nur von der Unabhängigkeit von Gott. Genau das ist das Wesen der Sünde.

Total von Gott abhängig zu sein, in jeder Sekunde die Gegenwart des lebendigen, allmächtigen Gottes zu brauchen und gleichzeitig zu genießen – das hingegen zeugt von größter Reife, denn das ist das Ziel des christlichen Glaubens.

Den christlichen Glauben sollten wir nicht Religion nennen. *Religio* – der lateinische Begriff, von dem das Wort »Religion« stammt – bezeichnet im Grunde den menschlichen »Selbst«-Versuch, Zugang zu einer bestimmten Gottheit zu erlangen und sich mit ihr gutzustellen. Der biblische Glaube unterscheidet sich fundamental von Religion: Jesus hat die religiös-gesetzliche Sklaverei mit ihren Fesseln und Ängsten für immer beendet. Als er freiwillig den Tod am Kreuz für uns starb, nahm Jesus alle Schuld und Sünde auf sich und trug stellvertretend die damit einhergehende Strafe, sodass wir von der Macht der Sünde frei werden können, wenn wir sein Opfer für uns annehmen.

Nur durch ihn können wir in eine lebendige Beziehung mit Gott treten, die nicht von religiösem Druck, sondern von der Freiheit der Gottesfurcht und Gottesliebe bestimmt ist. Darum dürfen wir uns Kinder Gottes nennen.

Als sich nach dieser kurzen Erklärung ein reges Gespräch in der kleinen Gruppe entfaltete, ging ich dankbar wieder meiner Wege.

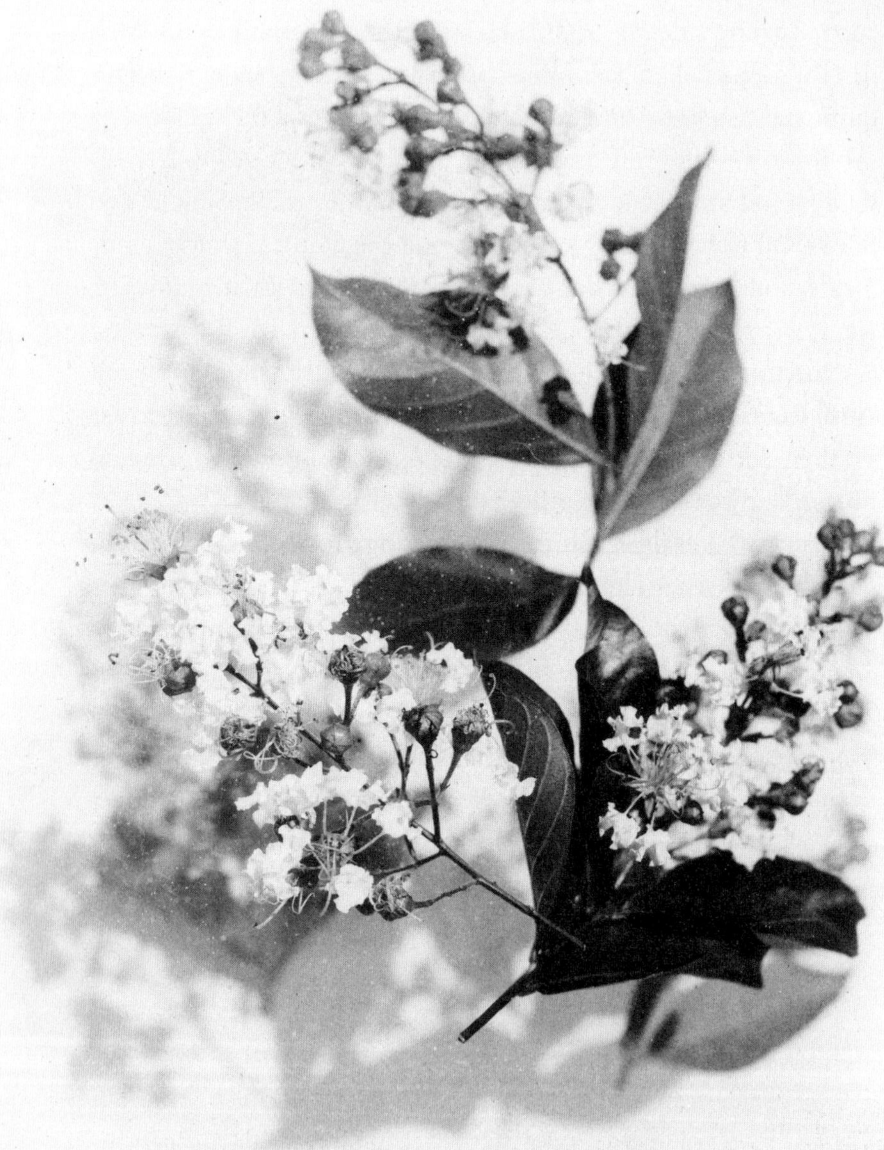

Zeugnisse

»Und es wird geschehen: Jeder, der den Namen des Herrn anrufen wird, wird gerettet werden.«
— Apostelgeschichte 2,21

Wenn Menschen von ihren ganz persönlichen Erlebnissen mit Gott erzählen, liegt darin immer eine besondere Kraft, weil diese Zeugnisse authentisch sind und unser theoretisches Wissen auf sehr anschauliche Weise mit Leben erfüllen. Vor allem aber geben sie Gott die Ehre.

Wenn du im Internet danach suchst, wirst du eine Menge Berichte von Menschen finden, die – nachdem sie physisch bereits tot waren – zurück ins Leben kamen und Eindrücke aus dem Himmel, genauso aber auch aus der Hölle mitbrachten.

Ich erinnere mich beispielsweise an die Schilderung eines Freundes, der Einblick in die Hölle bekam, nachdem er ertrunken war. Die Wiederbelebungsversuche blieben über 35 Minuten lang erfolglos und er musste in dieser Zeit mit allen Sinnen erfahren, dass die Hölle ein unbeschreiblich schrecklicher Ort ist, wo alles Menschliche, alles Leben verloren ist. Es gibt keinen noch so kleinen Rest an Kraft mehr und es herrscht vollkommene Leere, Willenslosigkeit und absolute Hoffnungslosigkeit. Ich werde nie vergessen, wie eindringlich er beschrieb, dass ihn sprichwörtlich in allerletzter Sekunde die Erinnerung an die Worte seiner Tante vor der ewigen Verdammnis bewahrte: »In der Not, rufe den Namen Jesu an!« Dieser letzte Strohhalm eines Gedankens rettete meinem Freund in doppelter Hinsicht das Leben, denn seit er von der unendlichen Liebe Christi im wahrsten Sinne des Wortes zurück ins Leben gestellt wurde, ist er sein ganz und gar hingegebener, leidenschaftlicher Jünger. Er bringt dem Herrn mit jeder Faser seines Daseins und mit jedem Atemzug Lobpreis, Ehre und Anbetung dar und hat sein ganzes Leben dem Bau des Reiches Gottes auf Erden gewidmet.

Alle Ehre sei Gott!

Hier kommen noch ein paar Zeugnisse, die mir Freunde und Bekannte im Laufe der Jahre zugeschickt haben:

Ort des Rates und der Ausrüstung

Es war der 14.06.2024. Ich war in einem Haus auf einem Berg im österreichischen Altausee, wo ich vom 04.06. bis 16.06. eine Auszeit mit Gott verbrachte. Ich war während dieser Tage im Gebet und fastete auch gerade. Ich sprach viel mit Jesus, ging die ganzen Prophetien der vergangenen Jahre mit ihm durch und begann, wieder neu mit ihm zu träumen. In der Nacht schlief ich tief und fest. Insgesamt war es eine gute, erholsame und kaum angefochtene Zeit.

Am Abend des 14.06.2024 nahm Gott mich dann in den Himmel bzw. war ich dort nach Offenbarung 1,10 im Geist.

Jesus begrüßte mich und wir freuten uns beide über das Wiedersehen.

Sofort spürte ich wieder überall die vollkommene Liebe Gottes. Es war wunderbar. Im Himmel herrscht eine Atmosphäre der absoluten Geborgenheit, Annahme, Liebe und Freude.

Es gibt weder Trauer noch Geschrei noch Schmerzen (Offb 21,4). Es ist ein vollkommener Ort des Friedens. Ein Ort der Liebe und der Herrlichkeit, die mit nichts auf der Erde vergleichbar ist. Ich fühlte mich dort sehr wohl.

Jesus nahm mich mit und zeigte mir mächtige, glitzernde Wassermassen. Das Ganze hatte Ähnlichkeit mit einem Meer. Jesus und ich standen am Rand, also in etwa so, wie man an einem Meeresufer steht.

Ich verstand jedoch, dass dieses funkelnde, schimmernde Wasser kein normales Meerwasser sein konnte und fragte Jesus deshalb, was dies für ein Wasser sei. Er antwortete mir, dass es das Wasser des Lebens sei, welches als Strom aus dem Thron Gottes und des Lammes hervorgehe. Sofort erinnerte ich mich an Offenbarung 22,1–2 (LUT): »Und er zeigte mir einen Strom lebendigen Wassers, klar wie Kristall, der ausgeht von dem Thron Gottes und des Lammes, mitten auf ihrer Straße und auf beiden Seiten des Stromes Bäume des Lebens, die tragen zwölfmal Früchte, jeden Monat bringen sie ihre Frucht, und die Blätter der Bäume dienen zur Heilung der Völker.« Ich war fasziniert, wie viel Wasser es war und welch enorme Kraft davon ausging.

Weiter hinten erblickte ich den Baum des Lebens und sah dort die Blätter des Baumes, die zur Heilung der Völker sind. Jesus erinnerte mich, dass diese Blätter weiterhin wirksam seien und ich die Heilung unter die Völker bringen solle.

Die Atmosphäre vor dem Wasser des Lebens war sehr angenehm, es strahlte Frieden und tiefes Leben aus, das voller Hoffnung und Kraft war. Sehr faszinierend.

Wir gingen weiter und Jesus zeigte mir einen Ort voller Menschen und himmlischer Wesen.

Dieser Ort glich einem Marktplatz mit Kopfsteinpflaster und es war viel Leben auf diesem Platz. Manche Menschen dort redeten mit Engeln, die in kleinen Gruppen zusammenstanden. Bei einigen Gruppen bekamen die Menschen Anweisungen. Von anderen Gruppen erhielten sie verschiedene Ausrüstungsgegenstände wie beispielsweise zusätzliche Ausstattung für den Gürtel. In wieder anderen Gruppen wurden den Menschen wichtige Fragen beantwortet.

Einige von diesen Personen kannte ich sogar, zum Beispiel sah ich Ingolf Ellßel mit drei Engeln um sich herum dastehen, die ihm bestimmte Fragen beantworteten und ihm Handwerkszeug aus dem Himmel mitgaben. Auch sah ich Gaby Wentland dort, die gerade in einer anderen Gruppe wichtige Infos und Antworten erhielt. Keine dieser Menschen oder himmlischen Wesen nahmen Notiz von mir, da sie in den jeweiligen Gruppen sehr aktiv und beschäftigt waren.

Dieser Ort beeindruckte mich sehr und ich fragte Jesus, was dies für ein Ort sei. Er antwortete mir, dass dies der Ort des Rates und der Ausrüstung sei. Weiter sagte mir Jesus, dass Menschen von der Erde hierher in den Himmel kämen und an diesem Ort Ratschläge erhielten, Antworten und Weisheit bekämen und dazu noch notwendige Ausrüstungen und Hilfen für die Umsetzung der jeweiligen Antworten erhielten. Ich begriff sehr schnell, dass dieser Ort ein Ort der Weisheit von oben ist und erinnerte mich an die Worte aus Jakobus 3,17: »Die Weisheit von oben aber ist erstens rein, sodann friedvoll, milde, folgsam, voller Barmherzigkeit und guter Früchte, unparteiisch, ungeheuchelt.« Jesus zeigte mir, dass sein Volk auf der Erde an diesem Ort die Weisheit aus dem Himmel abholen könne und auch abholen solle. Ich erinnerte mich an Jakobus 1,5: »Wenn aber jemand von euch Weisheit mangelt, so bitte er Gott, der allen willig gibt und keine Vorwürfe macht, und sie wird ihm gegeben werden.« Ich habe gesehen, dass die Kinder Gottes auf der Erde die Möglichkeit haben, um Weisheit zu bitten. Wenn sie das im Glauben tun, erhalten sie an diesem Ort im Himmel die erbetene Weisheit den Zusagen Gottes entsprechend.

Zusätzlich erhalten die Kinder Gottes dort nicht nur die benötigten Antworten und die Weisheit für ihre Situation, sondern auch noch die dafür notwendige Ausrüstung, um das Anliegen gut lösen zu können. Hierfür stehen Engel im Himmel bereit, die diese Weisheit von Gott sehr gerne weitergeben.

Es standen allerdings auch viele Engel an diesem Ort des Rates und der Ausrüstung einfach nur herum, ohne etwas weitergeben zu können, weil keine Menschen da waren. Ich fragte Jesus, warum dies so sei, und er antwortete mir, dass viele Kinder Gottes in seinem Volk auf der Erde immer noch versuchten, ihre Aufgaben, Nöte und Anliegen mithilfe ihrer eigenen Weisheit, Logik oder Kraft zu lösen. Einige Kinder Gottes würden sich irdischer Weisheit bedienen, die sich zwar gut anhöre, jedoch keine gute Frucht trage. Mir kam Jakobus 3,15–16 in den Sinn: »Dies ist nicht die Weisheit, die von oben herabkommt, sondern eine irdische, sinnliche, dämonische. Denn wo Eifersucht und Eigennutz ist, da ist Zerrüttung und jede schlechte Tat.« Jesus sagte weiter, dass viele seiner Kinder nicht zu Gott kommen und ihn nicht um Weisheit bitten würden (gemäß Jak 1,5), sondern es auf eigene Faust versuchten. Ich erinnerte mich an Sprüche 28,26: »Wer auf seinen eigenen Verstand vertraut, ist ein Tor, wer in Weisheit seinen Weg geht, wird gerettet.« Leider ist es eine Tatsache, dass nur wenige in Gottes Volk um Weisheit von oben bitten. Dabei hat der himmlische Vater schon alles vorbereitet und gibt jedem in seinem Volk gern und bereitwillig, doch sein Volk muss im Glauben kommen und Gott bitten. Jesus sagte mir: »Daniel, lehre mein Volk, dass sie die Weisheit von oben holen sollen und es nicht aus eigener Kraft versuchen müssen. Es ist schon alles vorbereitet. Der himmlische Vater gibt allen willig und macht keine Vorwürfe.« Ich entschied mich, dies weiterzugeben.

An diesem Ort des Rates und der Ausrüstung sagte Jesus weiter zu mir, dass es hier mehrere Ebenen des Rates gebe. Das erstaunte mich sehr. Jesus und ich gingen zusammen auf die dritte Ebene dieses Ortes. Soweit ich sehen konnte, gab es insgesamt fünf Ebenen. Auf allen fünf Ebenen waren Menschen aus Gottes Volk, die von himmlischen Wesen ausgerüstet, informiert und beauftragt wurden. Ich fragte Jesus, was die unteren und die oberen Ebenen dieses Ortes voneinander unterschieden. Jesus sagte mir, dass sich die meisten Kinder Gottes auf der ersten Ebene befänden. Das sei die Ebene für die eigenen Nöte und Bedürfnisse, für eigene Fragen, für die eigene Familie und das eigene Umfeld. Die Menschen, die auf der zweiten Ebene ausgerüstet würden, seien Kinder Gottes, die für ihre Gemeinde, ihre gesamte Verwandtschaft, ihre Stadt oder Region beteten und Weisheit benötigten. Hierfür seien andere Antworten notwendig und hierfür würden eigene Schlüssel zur Verfügung gestellt.

Menschen auf der fünften Ebene regierten in der geistlichen Welt und nähmen ihren Fürbitte- und Regierungsauftrag sehr ernst und holten sich hier regelmäßig Antworten, Anweisungen, Strategien und Ausrüstungen ab, mit denen sie Einfluss auf die gesamte Braut Jesu auf der Erde nähmen.

Das beeindruckte mich sehr. Ich bemerkte, dass mit jeder höheren Ebene die Zahl der Menschen, die dort waren, abnahm.

Auf der dritten Ebene ging es um den Einfluss hinsichtlich einer einzelnen Nation, wie etwa für ganz Deutschland.

Jesus führte mich auf dieser Ebene des Ortes des Rates und der Ausrüstung in einen Bereich, in dem vier sehr edel wirkende dunkelbraune Sessel standen. Dieser Bereich glich einer eleganten Besprechungsecke, war gleichzeitig aber kein abgeschlossener Raum, sondern eine offene Zone auf dieser Ebene, ähnlich wie die Bereiche der ersten Ebene, nur eben mit Sesseln ausgestattet. Als Jesus mich zu dieser Sesselgruppe führte, erschienen zwei weitere Wesen neben ihm.

Ich dachte im ersten Moment, dass dies sicherlich Engel seien, die wichtig für den Auftrag wären, den Jesus mir geben würde. Als ich jedoch genau hinschaute, waren es keine Engel, sondern Elia und Mose. Ich war sehr erstaunt und erinnerte mich sofort an die Verklärung Jesu auf der Erde, als Elia und Mose auch dort erschienen. Lukas 9,30–31: »Und siehe, zwei Männer redeten mit ihm, es waren Mose und Elia. Diese erschienen in Herrlichkeit und besprachen seinen Ausgang, den er in Jerusalem erfüllen sollte.« Genauso wie damals Jesus mit Mose und Elia den Ausgang besprach, verstand ich, dass nun eine Besprechung hinsichtlich der Zukunft stattfände. Wir vier, also Jesus, Elia, Mose und ich setzten uns auf diese vier edlen Sessel und Jesus begann als Erster zu sprechen: »Daniel, in den nächsten Monaten und Jahren kommen schwere Zeiten auf diese Erde zu. Sag meinem Volk, dass es sich nicht verführen lassen soll. Die Menschen meines Volkes werden von Kriegen und Kriegsgerüchten hören, jedoch sollen sie sich nicht erschrecken. Sie sollen keine Angst zulassen. Es werden Erdbeben und Hungersnöte in verschiedenen Nationen auftreten. Auf meine Kinder kommt eine große Bedrängnis zu. Ebenso werden sich viele falsche Propheten erheben und viele meiner Kindern verführen. Und weil die Gesetzlosigkeit überhandnimmt, wird die Liebe der meisten erkalten.

Sag ihnen, dass sie die erste Liebe nicht verlieren sollen. Wer aber ausharrt bis ans Ende, der wird gerettet werden. Und das Evangelium des Reiches wird gepredigt werden auf dem ganzen Erdkreis, allen Nationen zu einem Zeugnis, und dann wird das Ende kommen. Ich komme bald. Gib diese Botschaft weiter.« Ich verstand, wie wichtig es Jesus war, und ich entschied mich, dies an sein Volk weiterzugeben. Ich spürte die Dringlichkeit in Jesu Worten und erinnerte mich an seine Worte aus Matthäus 24,4–14.

Mose saß daneben und nickte sehr ernst, da er wusste, wie wichtig diese Worte Jesu im Hinblick auf den Ausgang für das Volk Gottes auf der Erde sind. Er gab mir den Ratschlag, dass er damals auch ein großes Volk zu führen hatte und dies nur mit der Weisheit und Kraft von Gott selbst tun konnte. Er sagte mir, dass es wichtig sei, immer auf Gott zu hören und das, was er sage, gehorsam zu tun. Dies sei sehr wichtig für ein himmlisches Gelingen. Elia saß auch dabei und mit ihm war in keiner Weise zu scherzen. Er nahm die Sache sehr ernst und blickte mir in die Augen und sagte, dass die, die mit mir sind, mehr seien als die, die gegen mich sind. Das hat mich berührt und ich erinnerte mich an die Aussage von Elisa in 2. Könige 6,16: »Fürchte dich nicht! Denn zahlreicher sind die, die bei uns sind, als die, die bei ihnen sind.« Ich verstand, dass hinter dem Volk Gottes ein mächtiges Volk von himmlischen Wesen Gottes steht. Das hat mich sehr ermutigt.

Mit diesen Worten standen wir alle vier auf und Elia und Mose entfernten sich von uns. Jesus führte mich weg von dem Ort des Rates und der Ausrüstung und ich verstand, dass ich jederzeit hierher zurückkehren könne und solle, indem ich zum Beispiel im Glauben um Weisheit bitte.

Es war herrlich.

Danke, Jesus!

Daniel Exler

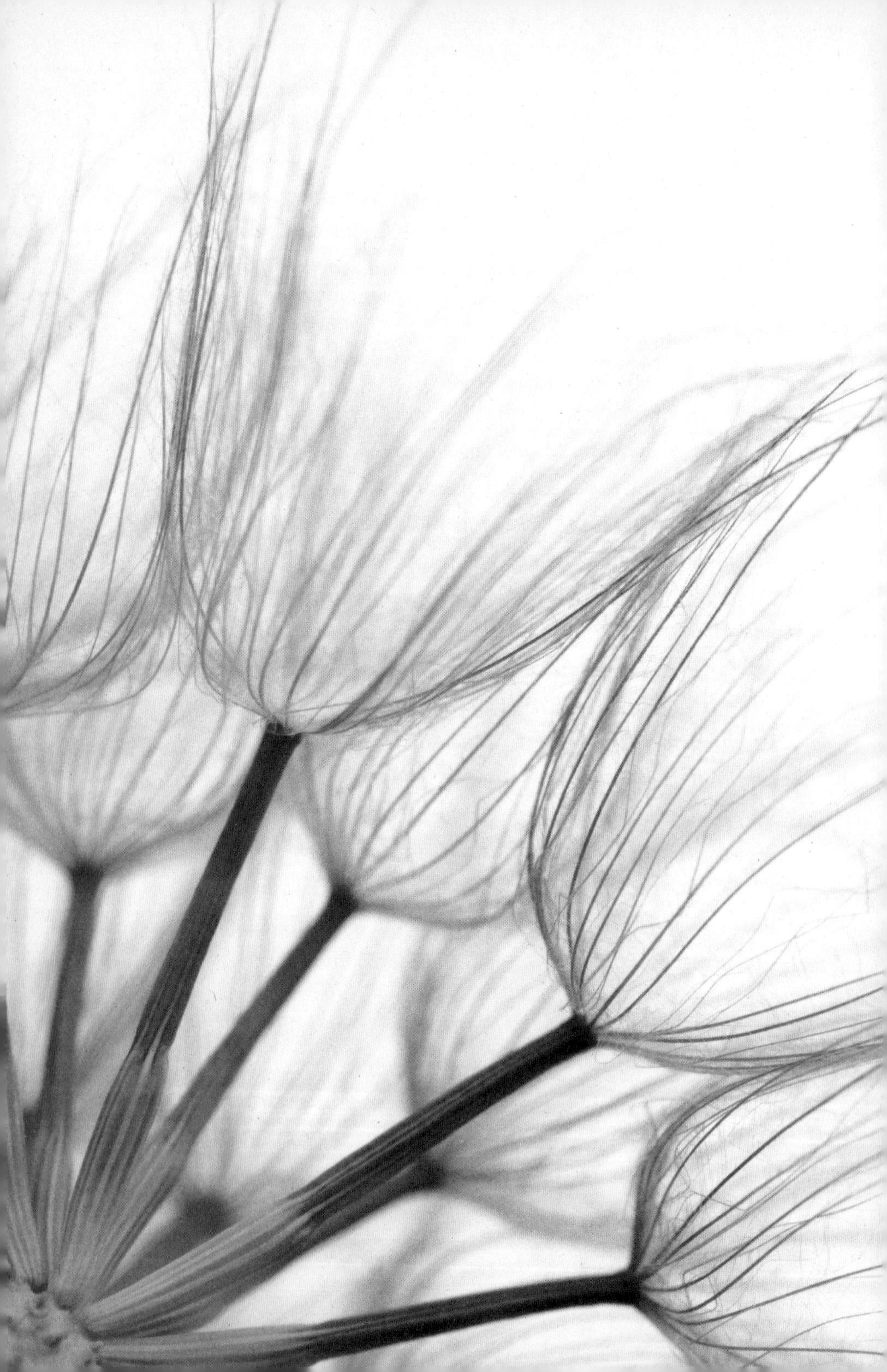

Erinnerungen an meine Zeit im Koma

Ich bin 59 Jahre alt, seit April 2019 geschieden und habe drei Söhne, einer davon ist bereits im Himmel, die anderen sind 29 und 26 Jahre alt. Außerdem habe ich noch einen Hund namens Oskar. Vor neun Jahren, also 2010, erlitt ich einen schweren Schlaganfall und lag im Koma.

Während dieses komatösen Zustands erlebte ich eine Art Zeitreise. Ich war in Bayern und auch in Österreich; manchmal waren meine Kinder dabei, entweder noch klein oder schon groß. Auch mein Mann besuchte mich zwischendurch immer wieder. Zu anderen Zeiten war ich allein, doch Gott war immer bei mir. Ich schwamm zum Beispiel mal in einem schönen See. Das Wasser funkelte in allen Farben und war unbeschreiblich klar! Der See war nicht dunkel, sondern leuchtete hell wie ein Licht. Ich konnte ganz lange und auch sehr tief tauchen und alles bestaunen, ohne dass mir die Atemluft ausging! Dann war ich in Südtirol und danach im »Vorhimmel« auf einem hohen Berg. Ich saß dort in einem Krankenbett. Rechts neben meinem Bett stand eine Person, die Arzt und zugleich Engel zu sein schien und von einer strahlenden Aura umgeben war. Ich saß da wie auf einem Thron. Ich sah Apfelbäume voller Früchte und eine wunderschöne Landschaft; es lag ein wohlduftendes Aroma in der Luft und alles war so friedlich und schön! Tatsächlich war es noch viel schöner, als es sich mit Worten beschreiben lässt! Ich sagte dann: »So, jetzt gehe ich in den Himmel.« Den Weg konnte ich schon sehen. Ich freute mich riesig. Doch der Arzt/Engel sagte: »Was ist mit deinen Kindern und deinem Mann, mit deinen Eltern, deiner Familie und deinen Freun-

den?« Das brachte mich sehr auf, denn ich wollte in den Himmel, damit ich endlich wieder reden und singen, laufen, meinen rechten Arm benutzen, lesen und alles verstehen könnte. Die Familie würde schließlich später nachkommen. Und mein erster Sohn war ja bereits im Himmel und ich freute mich sehr auf ihn! Doch der Arzt/Engel widersprach: »Du wirst auf der Erde wieder gesund werden. Wenn du dazu bereit bist, sag den Menschen:

»GOTT IST DIE LIEBE, DU BIST VON GOTT GELIEBT!«

Ich hörte diesen Satz nicht nur, sondern fühlte, schmeckte, roch und sah diese Botschaft der Liebe. Ich nahm sie also mit allen meinen Sinnen auf, und das war unbeschreiblich schön.

Diese Liebe gilt allen Menschen. Jeder erfährt sie auf seine ganz persönliche Art.

Deswegen bin ich aus Liebe zu den Menschen gerne wieder auf die Erde zurückgekommen und teile ihnen diese Botschaft der Liebe mit!

Ich singe seit 2003 in einem Gospelchor. Es gibt da ein schönes Lied mit dem Titel »My life is in your hands«. Darin wird beschrieben, dass Jesus uns in seinen Händen hält, egal, was passiert.

Ob wir Ängste, Sorgen oder Probleme haben, Jesus will dein Freund sein, er trocknet deine Tränen, er heilt dein gebrochenes Herz, JESUS HÄLT DICH IN SEINEN HÄNDEN.

Meine Entwicklung vom Koma bis heute:

Ich durchlief eine beeindruckende Genesung. Anfangs konnte ich kaum sitzen, war an den Rollstuhl gefesselt und hatte wenig Lebensfreude. Ich war traurig und mutlos, doch Gott hat mir schnell wieder ein frohes und dankbares Herz geschenkt. Heute bin ich eine fröhliche Frau, die Lebens-

freude ausstrahlt. Ich fahre wieder Auto und sogar auch wieder Fahrrad, ich singe in zwei Gospelchören und bin wieder voll im Leben. Zu Beginn hatte ich in meiner rechten Körperhälfte fast kein Gefühl. Der rechte Arm war stark angespannt und die Hand zur Faust geballt, sodass ich die Hand im Alltag nicht nutzen konnte. Die Sensibilität hat sich zwar nur wenig verbessert, die Motorik hingegen kontinuierlich. Und so kann ich mit Kontrolle der Augen die Hand heute wieder als Haltehand, beispielsweise beim Essen und Schneiden benutzen.

Anfangs konnte ich nur einzelne Wörter sprechen und lesen, nur meine Initialen schreiben und nicht alles verstehen. Heute kann ich ganze Sätze sprechen und lesen.

Ich kann sogar komplette Geschichten erzählen und im Chor die Texte viel besser singen.

Einzelne Wörter und einfache Sätze kann ich alleine schreiben (auch WhatsApp) und vieles besser verstehen.

Die Therapeutin für Wassergymnastik schreibt: »Als Cornelia in unsere Wassergymnastikgruppe kam, war sie ein verunsichertes, etwas hilfloses Menschenkind. Sie hat sich für jeden Fehler entschuldigt. Heute ist sie ein wichtiger Teil unserer Gruppe: lustig, selbstbewusst, energiegeladen und eine wirkliche Bereicherung für uns alle. Ihre therapeutischen Fortschritte sind enorm und es geht immer weiter bergauf!«

Persönliches:

Leider konnte mein Ex-Mann meinen Glauben nicht mittragen und reichte deshalb die Scheidung ein. Die Zeit nach der Trennung war schwer, aber wir haben uns im Frieden getrennt. Seit 2016 wohne ich mit meinem Hund Oskar in einer kleinen Wohnung und komme gut mit allem zurecht.

Anfangs dachte ich, es alleine nicht schaffen zu können. Gott hat mir aber immer wieder Mut gemacht und mir zudem viele liebe Freunde an die Seite gestellt, die mir bei allem helfen, was ich alleine nicht tun kann. Inzwischen habe ich auch eine liebe Schwiegertochter, und dank meinem einjährigen Enkelsohn bin ich nun eine glückliche Oma. Meine Söhne stehen inzwischen privat und finanziell auf eigenen Füßen. Darüber bin ich sehr glücklich und voller Dank. Dankbar bin ich auch dafür, dass meine Eltern und meine Geschwister samt Familien noch alle gesund sind.

Als Baby wurde ich auf den Namen Cornelia getauft und so haben mich Familie und Freunde auch immer gerufen. Als Teenager mochte ich meinen Namen nicht mehr und änderte meinen Rufnamen in Conny. Im Oktober 2019 zeigte mir Gott während einer Fastenwoche die Bedeutung meines Namens, nämlich »Sonnenstrahl« – und genau das bin ich auch. Seit jenem Tag habe ich meinen vollen Namen wieder angenommen und lasse mich auch bevorzugt so nennen.

Eigentlich wollte ich ein Buch über mein Leben schreiben. Jedoch gibt es schon viele Biographien von Menschen, die Ähnliches wie ich erlebt haben. Inzwischen ist mir deutlich geworden, dass das wichtigste Buch die Bibel ist. Ich möchte dich ermutigen, im Neuen Testament wenigstens eines der Evangelien zu lesen. Wenn du die Bibel nicht lesen magst, habe ich einen wertvollen Buchtipp für dich: »Ich bin bei dir: 366 Liebesbriefe von Jesus« von Sarah Young.

Ich wünsche dir, dass du dadurch Gott und Jesus kennenlernst, denn Gott ist die Liebe und du bist von Gott geliebt!

Cornelia

Von den Toten auferstanden in ein neues Leben

Der 08.09.1993 war der Wendepunkt in meinem Leben.

Meine Frau war seit 1979 wiedergeborene Christin und betete täglich dafür, dass der Herr mir in irgendeiner Weise begegnen möge. Zu jenem Zeitpunkt war ich Workaholic und für mich galt: mein Haus, mein Auto, mein Luxus und dann meine Familie – genau in dieser Reihenfolge.

Dann passierte es: Ich saß am späten Nachmittag in meinem Büro über Plänen für ein neues Ziegelwerk, als ich plötzlich einen stechenden Schmerz in der Brust verspürte. Mit einem Herz- und Hirninfarkt fiel ich quasi einfach tot vom Stuhl. Heute weiß ich, dass der Herr zu diesem Zeitpunkt bereits über mein Leben wachte, denn er ließ meinen Schwiegervater plötzlich auftauchen, der dann die notwendigen Schritte unternahm und auch den Notarzt rief.

Unser Betrieb lag nur rund zwei Minuten vom Kreiskrankenhaus entfernt und der Notarzt traf umgehend ein und begann mit der Reanimation. Im Rettungswagen auf dem Weg ins Krankenhaus erlitt ich einen weiteren Herzinfarkt und Organversagen setzte ein. Nach etwa vierzig Minuten vergeblicher Bemühungen stellten die Ärzte in der Notaufnahme dann meinen Tod fest. Rund fünfundvierzig Minuten später, während man gerade meinen Totenschein ausfüllte, erwachte ich auf übernatürliche Weise, ohne dass Ärzte irgendwelche zusätzlichen Maßnahmen unternommen hätten. Was ich in der Zwischenzeit erleben durfte, veränderte mein Leben total. Ich war Jesus begegnet! Er hatte mich ins Leben zurückgeschickt! Das war das erste Wunder. Das zweite Wunder bestand darin, dass ich keinerlei Gehirnschäden davontrug.

Danach las ich sechs Wochen lang in der Bibel, die ich bis dahin nur verpönt hatte.

Seitdem darf ich mein Zeugnis von meinem Herrn Jesus Christus den Menschen und Gemeinden überall auf der Welt erzählen – zur Ehre meines lebendigen Gottes. Ich bin Evangelist und Prediger im Reisedienst, leite das Missionswerk »Hope for the Nations« und erreiche mit meinen Andachten und Podcasts täglich Hunderte von Menschen.

Alle Ehre sei dir, Herr!

Claus Winkelmann

Ins Leben hinein befreit!

Als Jugendliche war ich ständig auf Sinnsuche. Ich verstrickte mich in der Esoterik, probierte Drogen aus, ich rauchte Marihuana und trank psychedelische Tees. Ja, ich war einfach eine Suchende. Ich ließ sogar meine Wohnung auspendeln, weil ich an schädliche Strahlungen glaubte.

Im Buddhismus, im Hinduismus und auch bei Wahrsagerinnen versuchte ich, verschiedene Wahrheiten herauszufinden.

Überall suchte ich nach etwas Lebenswertem, auch in der Psychologie. Rückblickend ist es sehr interessant, dass es tatsächlich einige Antworten gab. Doch ich hatte immer das Gefühl, irgendetwas fehle. Also hörte ich nicht auf zu suchen und war im Grunde ein tieftrauriger Mensch. Ich wurde immer depressiver und kam zu dem Schluss, dass es im Leben eigentlich nichts wirklich Sinnvolles oder Richtiges gebe. Tatsächlich fühlte ich mich, als sei ich bereits hundert Jahre auf der Welt und als gebe es nichts Neues unter der Sonne, was mich noch irgendwie zum Weiterleben reizen könnte.

Also dachte ich mir, ich versuche es mal mit dem Sterben. Ich unternahm dann tatsächlich einige Versuche, und einer davon war wirklich ernsthaft.

Ich war entschlossen, aus dem Leben zu scheiden, ich hatten einen Abschiedsbrief geschrieben und dachte nun: Es ist Winter, also nehme ich mir eine Flasche Wodka, gehe in die Kälte, an einen einsamen Ort, dort trinke ich und schlafe dann einfach ein.

Dann kam es aber so, dass ein Freund aus meiner WG plötzlich in meinem Zimmer auftauchte. Ich sagte ihm, dass ich allein sein wolle, aber er setzte sich einfach hin und ließ mich nicht allein. Also sagte ich, dass ich jetzt gehe würde. Darauf antwortete er, dass er mitkommen werde. An diesem Abend wich er einfach nicht von meiner Seite! Irgendwann ging ich schließlich schlafen – am nächsten Tag zerriss ich dann den Brief und machte mit meinem Leben weiter.

Ich war damals 24 Jahre alt und als Sozialarbeiterin beim psychosozialen Dienst der Caritas beschäftigt. Diese Arbeit war für mich sehr belastend. Doch meiner heutigen Überzeugung nach hat mich auch die Esoterik depressiv gemacht. Hinter diesen Dingen steckt auf jeden Fall eine Macht, die unter anderem auch depressiv machen kann. Und je tiefer man in diese geistige Welt vordringt, umso gefährlicher wird sie.

Einmal habe ich zum Beispiel beim Rauchen eines Joints die Moleküle herumsausen gehört und mir dabei gedacht: Wow, das ist schon etwas sehr Seltsames, eine total andere Welt! Und die Folge davon sind Ängste und Depressionen, das weiß ich heute.

Genauso, wenn man sich auf Wahrsagerei einlässt oder, wie auch ich, selbst Handlesen praktiziert und Tarotkarten legt, dann ist das zunächst faszinierend. Aber man bemerkt gar nicht, wie man dabei immer tiefer in diese andere Welt hineingezogen wird. Ursprünglich zog mich die Esoterik an, weil ich mir irgendwie sicher war, dass es da noch etwas geben müsse, dass es eine geistige Welt gab. Die hat mich interessiert und ich dachte, ich würde jetzt meine Antwort bekommen und erfahren, dass es noch mehr, noch etwas anderes gibt. Doch irgendwann hatte ich wieder den Eindruck, dass etwas fehle. Und so drang ich immer tiefer ein –

ich weiß gar nicht mehr, was ich alles ausprobiert habe. Ich war eben ständig auf der Suche. Doch nichts brachte wirklich Erfolg; es gab immer nur so einen kurzen Aha-Moment.

Als ich zum Beispiel meine Wohnung auspendeln ließ, wurde das von einem Mann durchgeführt, der wie ein lebender Toter wirkte. Ich weiß noch, wie ich dachte: Dem wird ja mehr Kraft entzogen, als er selbst aufwendet. Ich sah also da schon, dass hinter diesen Dingen Mächte stehen, die Menschen auch quälen.

Dann wiederum gab es da diese Frau namens Isa. Sie war eine Kollegin bei der Caritas. Sie war sehr hübsch, stets flott angezogen und machte im Großen und Ganzen einen immer sehr fröhlichen Eindruck. Gemeinsam mit ihr durfte ich dann einmal eine Gruppe von Kindern nach Berlin begleiten. Ich weiß noch, dass mein Chef zu mir sagte, ich solle bei Isa aufpassen, die sei ein bisschen seltsam und rede ständig von Jesus. Ich sagte ihm, dass mir das egal sei, und bin mitgefahren. Wir brachten also die Kinder nach Berlin und blieben danach noch einen Tag und eine Nacht dort. Ich wollte abends mit Isa Berlin erkunden. Sie jedoch nahm ihre Bibel, legte sich ins Bett und sagte total zufrieden, sie habe daran keine Freude und bleibe deshalb lieber da und lese. Ich schaute sie an und sah in diesem Moment, dass diese Frau etwas hat, das ich nicht hatte, nämlich einen tiefen Frieden!

Dennoch fand ich es merkwürdig und zog allein los, um das Berliner Nachtleben zu erkunden. Es war wirklich sehr spannend. Ich spielte Billard, rauchte auch und fand diese Berliner insgesamt sehr anregend und amüsant.

Doch als ich frühmorgens zurückkehrte und mich zum Frühstück hinsetzte, schmerzte mein Kopf, obwohl ich keinen Alkohol getrunken hatte. Und dann setzte sich auch noch eine Katze unter meinen Sessel, weshalb ich dann zu Isa sagte, dass da sicher eine Wasserader verlaufe, so schlimm wie meine Kopfschmerzen seien. Sie sah mich an und sagte, dass ich ihr leidtäte. Ich verstand gar nicht, weshalb! Ich war schließlich stolz darauf, dass ich so etwas spüren konnte, dass ich übersinnlich Wasseradern wahrnahm. Sie meinte dann, dass sie Christin sei und an Gott glaube! Und dass sie glaube, dass Gott die Erde gut gemacht habe und sie deshalb überall sitzen könne, ohne Kopfschmerzen zu haben. Das war eine Hammeraussage! So simpel. Das werde ich nie vergessen!

Ich war sprachlos! Auf der einen Seite ärgerte ich mich über sie, auf der anderen Seite ging mir das Gesagte nicht mehr aus dem Kopf. Und dann fragte ich sie, was genau sie denn glaube. Ich selbst bin nämlich katholisch aufgewachsen und ich dachte immer, Beten und Glaube sei etwas für alte Leute oder für Kirchgänger. Sie jedoch war ja so modern und schick, und das passte für mich nicht zusammen. Irgendwie fragte ich sie danach und sie antwortete mir, dass sie an Jesus glaube und dass Jesus sie errettet habe!

Ja, und da mir der Suizid nicht gelungen war, dachte ich mir in meiner Verzweiflung, dass ich vielleicht in Berlin bleiben könnte. Ein bisschen naiv war das natürlich, aber ganz anonym irgendwo unterzutauchen und einfach unauffindbar zu sein, erschien mir als eine Möglichkeit, so zu leben, wie ich wollte, und vielleicht gab es ja doch noch etwas, das ich noch nicht kannte.

Isa gab mir dann aber so ein Heftchen von Kenneth Hagin mit dem Titel »Die neue Geburt«, das mich sehr interessierte. Ich nahm es an mich und fuhr dann doch wieder nach Hause. Nachdem ich das Heftchen durchgelesen hatte, das weiß ich noch genau, ging ich auf die Knie und sagte: »Okay, Gott, wenn es dich gibt, dann will ich das jetzt von dir persönlich wissen! Denn alle sagen, sie besäßen die Wahrheit. Der Hinduismus sagt es, der Buddhismus sagt es, alle Religionen sagen, dass sie die Wahrheit haben, ich jedoch möchte es von dir wissen. Wenn du sagst, du bist der Weg, die Wahrheit und das Leben, dann will ich das jetzt wissen.«

Und es war dann wirklich so, dass ich plötzlich mein ganzes Leben wie einen Film in Gedanken vor mir ablaufen sah, und eine Person war neben mir und zeigte mir die verschiedenen Stationen. Zuerst zeigte Gott mir jedoch, wie sehr er mich liebt. Das hat mich derart tief berührt, dass ich völlig in Tränen aufgelöst war. So eine Liebe gibt es kein zweites Mal, die gibt es einfach nirgendwo und von niemandem sonst.

Meine Mutter hatte mir ja eigentlich alles beigebracht, ich wusste all diese Dinge, die für mich aber immer bloß moralische Fingerzeige waren: Tu dies und tu das nicht, geh in die Kirche, sündige nicht und so weiter. Doch jetzt stand Jesus neben mir und zeigte mir diese Stationen – alle meine Sünden –, nur tat er es in einer ganz anderen Art und Weise, mit einer solchen Liebe! Er zeigte mir, wofür ich verantwortlich war, Dinge, die ich getan hatte, die mir geschadet haben und die mich zu zerstören drohten. Und ihm habe es so leidgetan, dass ich mich selber zerstöre, doch er habe mir nicht helfen können, weil ich einen eigenen Willen habe und nicht mit ihm gehen wollte. Er zeigte mir auch, dass nicht meine Eltern und auch sonst niemand die Schuld hatte, sondern allein nur ich, weil ich mich so entschieden hatte. Es war meine eigene Verantwortung. Es hat mich derart berührt, dass er mich trotzdem nie verurteilt, sondern immer nur geliebt hat.

Und dann sagte ich: »Verzeih mir bitte, verzeih, dass ich mein Leben ohne dich gelebt habe, ich gebe dir jetzt mit meinem Willen mein ganzes Leben, ich will nicht mehr allein sein, ich will, dass du mir hilfst. Ich will gesund werden, ich will einen Lebenssinn haben und ich will glücklich sein, ich will Freude haben im Leben.« Ich empfand daraufhin einen ganz tiefen Frieden. Dann bin ich zu Bett gegangen und schlief ein. Am nächsten Morgen wachte ich munter und völlig erfrischt auf. Zum ersten Mal seit langem hatte ich eine Nacht durchgeschlafen, tief und fest wie ein Baby.

Ich hatte bisher an Schlafstörungen gelitten, war nächtelang unterwegs gewesen, weil ich es allein zu Hause nicht ausgehalten habe. Doch nun wachte ich glücklich auf und dachte: Wow, so fühlt sich also Neugeborensein an. Ich ging dann freudestrahlend zur Arbeit und alle Leute wollten wissen, was mit mir los sei. Ich sagte, ich sei verliebt. Und auf die Frage, wie der Glückliche denn heiße, antwortet ich: »Jesus!«

Gleich am nächsten Tag ging ich zu Isa und fragte sie, was ich nun weiter tun solle. Daraufhin wollte sie mit mir erst einmal das Übergabegebet machen, doch das hatte ich ja schon selbst gebetet. Also schenkte sie mir eine Bibel und sagte, ich solle darin lesen.

Diese Bibel habe ich heute noch, 38 Jahre später. Ich las in der Offenbarung und verschlang die Bibel regelrecht. Endlich!, dachte ich. Das ist ja eine komplette Lebensanleitung! Da steht ja alles drin, was ich immer gesucht habe, mein ganzes Leben lang. Beim Lesen redete ich immer mit ihr und fragte, was dies oder jenes bedeute. Und der Heilige Geist hat mir dann immer alles erklärt.

Irgendwann fragte ich Isa dann: »Sag mal, wo gibt es denn solche Christen wie die in der Bibel?« Und so kam es, dass ich mit ihr nach Amstetten in das dortige Christliche Zentrum fuhr. Wir gingen in den Gottesdienst und ich fühlte mich wie zu Hause angekommen. Amen! Dort waren alle möglichen Menschen, dick, dünn, reich, arm, jung, alt. Sie alle priesen den Herrn und hatten so ein Strahlen von ihm. Ich fühlte mich wie im Paradies, weil Gott anwesend war.

Beim psychosozialen Dienst hatte ich die Aufgabe, psychisch Kranke nach ihrem Psychiatrieaufenthalt zu besuchen. Und denen erzählte ich natürlich auch davon, obwohl uns das verboten war und mein Chef auch prompt davon erfuhr. Ich trat schon bald aus der Katholischen Kirche aus, da die Lehren mit meinem Glauben ja gar nicht zusammenpassten – und von der Caritas bekam ich dann auch gleich meine fristlose Kündigung.

Ich zog nach Amstetten, wo ich auch heute noch wohne. In diesen 38 Jahren habe ich unglaublich viel mit dem Herrn erlebt. Höhen und auch Tiefen – manche davon so tief, dass ich dachte, mir bricht jetzt das Herz. Aber aus allem hat mir mein mächtiger Gott herausgeholfen. Er hat mich nie im Stich gelassen. Er hat mir überall geholfen. Und er zeigte mir auch immer Lösungen auf und eröffnete mir Wege, wo ich selbst keine sah.

Seit ich Jesus kenne, habe ich einen solch großen Frieden. Ich kenne zum Beispiel auch keinen Liebeskummer mehr. Früher war ich der Liebeskummer in Person! Er hat mich auch vom Zigarettenrauchen befreit – ohne Entzugserscheinungen. Nur einmal war ich sehr versucht, rückfällig zu werden, doch mit dem Wort Gottes und mit Jesus konnte ich es sehr gut überwinden.

Ich kann nur sagen, ich bin sehr glücklich und möchte mein Leben lang nie mehr das Haus des Herrn verlassen. Es gibt nichts Schöneres. Es ist einfach großartig, seine Stimme zu hören und mit ihm zu gehen und zu tun, was er sagt. Einfach, weil es immer das Beste ist.

Danke, Herr!

Theresia Ruß

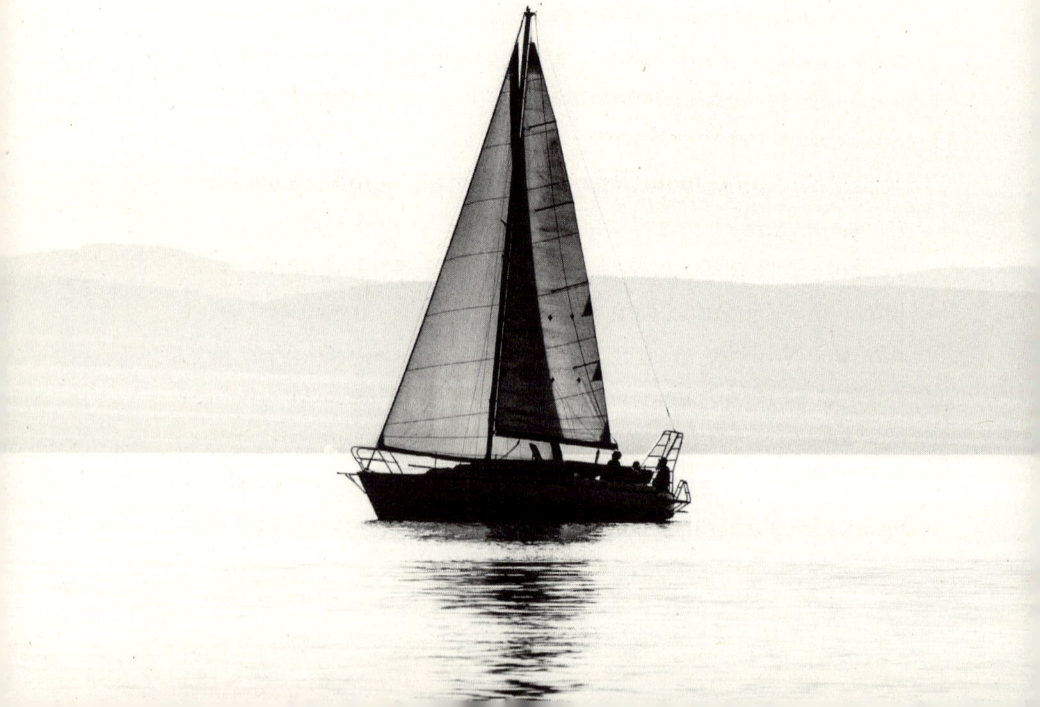

Freigesetzt

Ich wurde am 14.09.1964 geboren. Meine im sexuellen Bereich stark belastete Erblinie hat mich sehr geprägt, obwohl ich nicht im Haus meiner leiblichen Eltern aufgewachsen bin. Mein leiblicher Vater erkrankte mit 46 Jahren an Krebs und verlor dann drei Jahre später den Kampf gegen die Krankheit. Am Sterbebett meines Vaters bemerkte ich eine Veränderung an mir. Kurze Zeit danach übergaben meine Frau und ich unser Leben an Jesus. Trotz allem wurde ich in den Jahren danach mein Laster nicht los. Auch mein bzw. unser Glaube half da nicht, stattdessen wurde es sogar immer schlimmer. Im Jahr 2007 erlitt ich einen Burnout und hatte dadurch eine dreimonatige Zwangspause. Ich wusste, ich brauchte dringend eine Lösung, doch ich fand keine.

Im Sommerurlaub 2015 las ich dann das Buch von Maria Prean mit dem Titel »Komm in deine Bestimmung: Gott hat dich als Original erschaffen, stirb nicht als Kopie«. Nach diesem Buch konnte ich meine Sucht nach Pornografie ablegen! Mein Hunger nach mehr von Gott wurde immer größer. Als ich mit meinem Bruder darüber sprach, empfahl er mir ein Seminar, das meine Frau und ich im Oktober 2015 dann auch besuchten.

Am 15. Oktober 2015, meinem Schlüsseltag, wurde mein Leben völlig auf den Kopf gestellt. Der Heilige Geist zog in mich ein und der Widersacher zog aus! Ich war eine Schöpfung unseres Herrn! In den letzten zehn Jahren habe ich mich stets bemüht, genau hinzuhören und zu tun, was mir der Heilige Geist, mein Lehrmeister, eingibt. Das heißt aber nicht, dass es keine Höhen und Tiefen gibt. Danke sage ich bei den Höhen und die Tiefen zeigen mir, dass ich noch etwas lernen darf, auch dafür DANKE ich!

GOTT ist GUT, er macht keine Fehler. Jesus hat Satan besiegt, wir sind imstande, ein Leben des Sieges zu führen

Alle Ehre dem Herrn!

Matthias Erlbacher

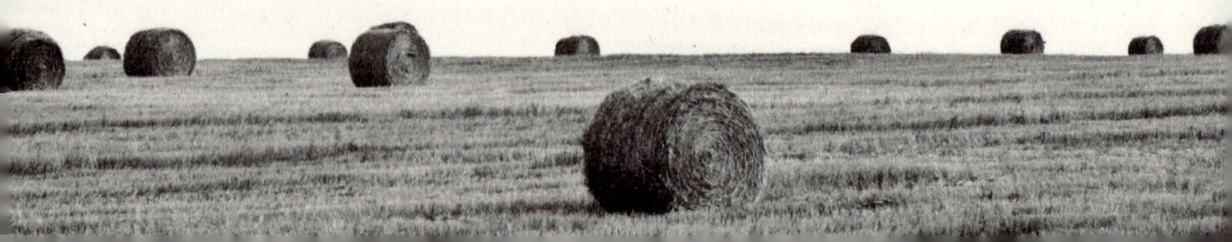

Es liegt großer Segen im Entweder … Oder

Ich heiße Waltraud und bin seit fast 37 Jahren mit meinem Mann Matthias verheiratet.

Gemeinsam haben wir drei wunderbare Kinder und vier Enkelkinder. Eine so lange Zeit bringt natürlich auch einiges an Höhen und Tiefen mit sich.

Doch mit Nehemia 8,10 kann ich sagen: »Die Freude am Herrn war stets meine Stärke!« Er ist meine KRAFT, mein HEIL. Und er ließ mich nie tiefer fallen als in seine Hände.

Trotzdem kam ich dann im Jahr 2014 stark an meine Grenzen. Während eines Urlaubs sagte ich zu Matthias: »So kann es nicht weitergehen – entweder … oder!« Somit entschieden wir, etwas zu unternehmen.

Gemeinsam hatten wir 1986 Jesus unser Leben gegeben, doch wir waren eigentlich nichts anderes als sogenannte Brauchtumschristen, und das war zu wenig! Deshalb kam nun dieses »Entweder … oder!«. So entschlossen wir uns gemeinsam im Oktober 2015, ein Seminar zu besuchen, bei dem wir alles Vergangene aufarbeiten durften. Ich muss sagen, es geschah eine große Veränderung an uns beiden, sowohl innerlich als auch nach außen hin. Wir schauen seit 2015 kein Fernsehen mehr, lesen keine Zeitung und hören auch kein Radio! All das Negative lassen wir draußen, um uns nicht zu belasten.

Stattdessen hängen wir uns an Gottes Wort und das täglich in aller Früh. Dafür nehmen wir uns etwa eineinhalb Stunden Zeit! Eines weiß ich: Glaube kann Berge versetzen und Wunder geschehen noch heute. Eines meiner Wunder möchte ich hier erzählen.

Jahrelang hatte ich Probleme mit der Schilddrüse und musste Tabletten einnehmen. Das ging so bis zum 3. Juni 2016. An dem Tag besuchte ich eine Freikirche in Freilassing. Dort hielt Chris Pöschl aus Wien ein Seminar ab. Chris bat dann ganz plötzlich und unvermittelt all diejenigen, die ein wie auch immer geartetes Schilddrüsenproblem hätten, jetzt aufzustehen. Ich sprang sofort auf. Chris sagte, dass sich zu jeder aufgestandenen Person zwei weitere Personen dazustellen sollten, ohne jedoch zu beten! Er werde vorne stehenbleiben und beten, meinte er. Ich merkte sofort, dass sich etwas verändert hatte. Auf dem Heimweg sagte ich zu meinen Begleitern: »Ich nehme ab heute keine Schilddrüsen-Tabletten mehr. ICH BIN GEHEILT.« Und genau das tat ich dann auch, denn ich war von meiner Heilung vollkommen überzeugt. Kurze Zeit danach erzählte ich Maria Prean davon. »Danke, Jesus«, waren ihre Worte, »aber, meine Liebe, du musst es auch ärztlich abklären lassen!« Meine Reaktion dazu: »Hm … okay, wenn du meinst, dann werde ich es abklären lassen.«

Ich ließ mir beim Arzt einen Termin geben, wobei ich auch gleich mitteilte, dass ich lediglich einen Kontrolltermin als Bestätigung bräuchte, denn ich sei von Jesus geheilt worden! Als mich das Personal sah, schaute man mich etwas verblüfft an und musste ein wenig lachen. Ich vermute, dass man dort eine solche Anmeldung nicht alle Tage erlebte. Nach der Untersuchung meinte der Arzt: »Sie haben recht – Sie sind vollkommen gesund und brauchen keine Tabletten mehr!« »Ich weiß«, sagte ich nur.

Danke! Gott ist gut, er macht keine Fehler!

Noch eine interessante Sache: Die Haut über meinem Kehlkopf wurde im Sommer nie braun. Sie blieb immer blass. Nach der Heilung bräunt sie nun ganz normal.

Danke JESUS, I LOVE YOU!

Waltraud Erlbacher

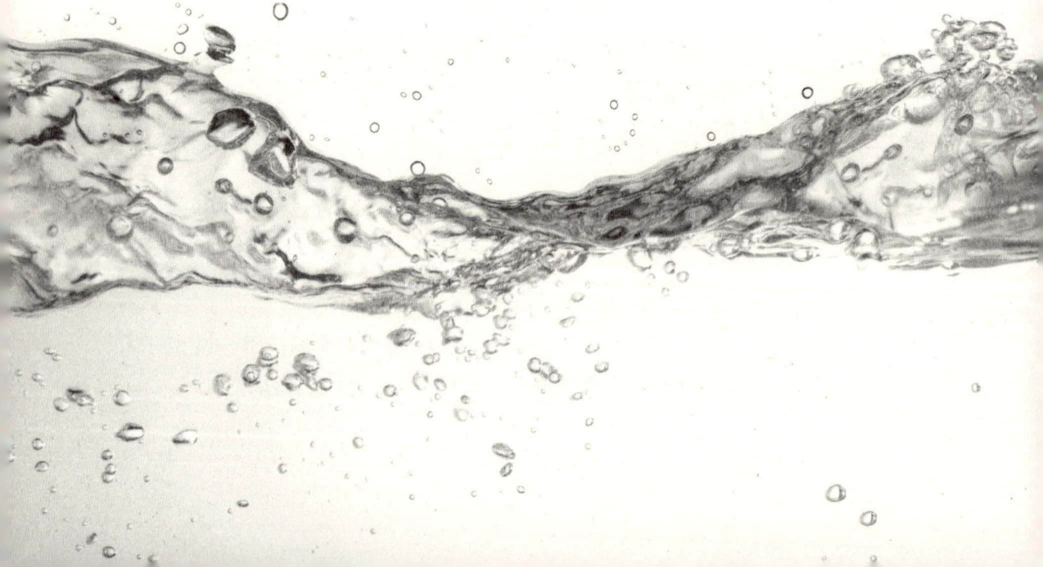

Schlusswort

Abschließend soll noch einmal das Wort Gottes in aller Kraft für sich stehen. In 5. Mose 30,19 sagt der Herr: »Heute stelle ich euch vor die Wahl zwischen Leben und Tod, zwischen Segen und Fluch. Der Himmel und die Erde sind meine Zeugen. Wählt doch das Leben, damit ihr und eure Nachkommen am Leben bleiben!«

Jesus spricht:

»Ich bin der Weg die Wahrheit und das Leben, und niemand kommt zum Vater außer durch mich.« — Johannes 14,6

»Wahrlich, wahrlich, ich sage euch: Wer mein Wort hört und glaubt dem, der mich gesandt hat, der hat ewiges Leben und kommt nicht ins Gericht, sondern er ist aus dem Tod in das Leben übergegangen.« — Johannes 5,24

»Wer an mich glaubt, aus dessen Innerem werden Ströme lebendigen Wassers fließen, wie es in der Schrift heißt.« — Johannes 7,38

»Ich versichere euch: Wenn jemand meinem Wort gehorcht, wird er niemals sterben!« — Johannes 8,51

Und Lukas sagt in Apostelgeschichte 16,13: »Glaube an den Herrn Jesus, und du wirst gerettet werden, du und dein Haus.« Amen.

Dank

Besonderer Dank und Anerkennung gilt allen, die uns ihre Zeugnisse geschickt haben. Beachte bitte, dass alle Zeugnisse in gutem Glauben empfangen und nur mit Zustimmung der Urheber weitergegeben wurden. Jedes Zeugnis wurde nur der Kürze und Verständlichkeit halber bearbeitet.

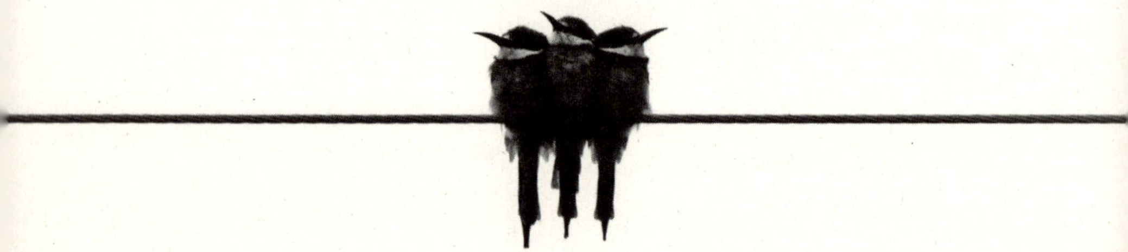

Weitere Bücher von Maria Prean

Lola Gola. Loslassen – Gott lassen

Gott spielt in meinem Leben keine Rolle
– er ist der Regisseur

Gott hatte einen superguten Tag,
als er dich erschuf

Komm in deine Bestimmung

Ab durch die Decke – hinein ins Reich Gottes
(mit Daniel Exler)

Ich bin und bleibe 33,
denn Jesus ist mein Leben!

Sorgenfalten stehen mir nicht,
denn Gott liebt es zu segnen!

Der Herr darf mit mir machen, was er will,
denn er hat den Überblick!

Steh auf und werde Licht,
denn Gott gibt dich niemals auf!

Mit Gottes Flügeln kannst du fliegen

Träume den Traum, den Gott für dich hat

Wer ist Jesus Christus?

Leseempfehlung

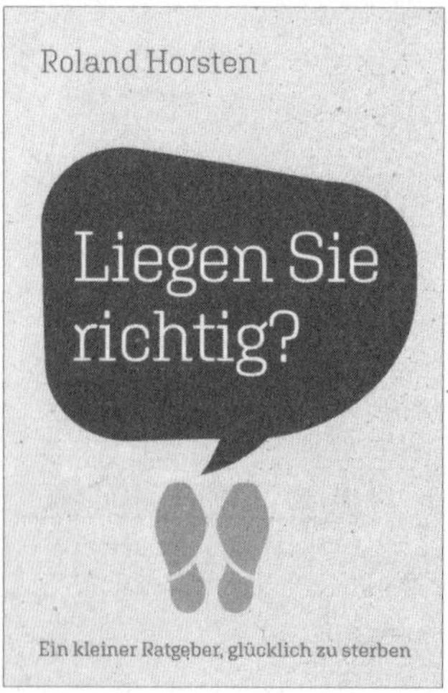

Roland Horsten
Liegen Sie richtig?
Ein kleiner Ratgeber,
glücklich zu sterben

Ein Ratgeber, der Humor, Ernsthaftigkeit und praktische Anleitungen miteinander vereint und offen Fragen über das Leben und das Sterben stellt, die er auch beantwortet. Er richtet sich an alle, die sich mutig dem eigenen Lebensende stellen möchten und zugleich Lust auf ein glückliches Leben haben.

88 Seiten, Taschenbuch, ISBN 978-3-95933-404-4
Auch als E-Book und Hörbuch erhältlich.